自宅で簡単にできる！

ゆがみを整える

ビジュアル版

背骨

ンディショニング

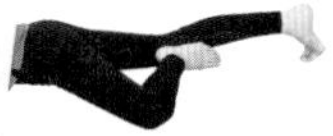

背骨コンディショニング創始者
日野秀彦

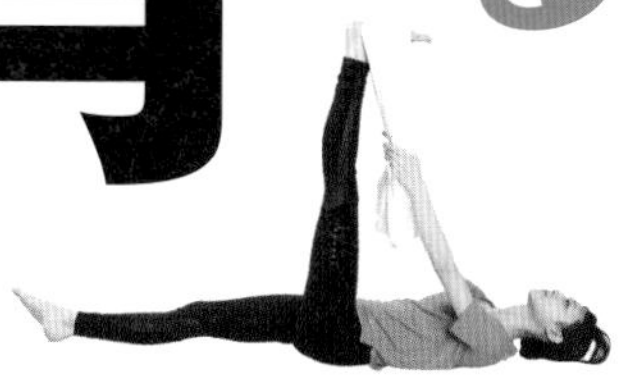

QR動
解説

驚異の改善率96%超、30万人を救った！
全身の不調を根本から改善する
1日10分の症状別プログラム

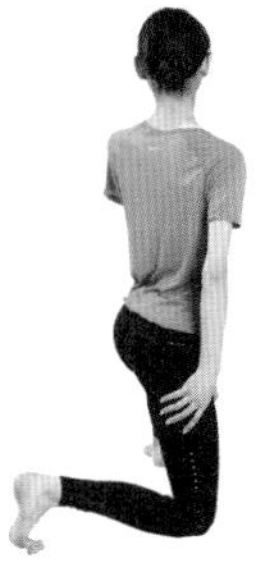

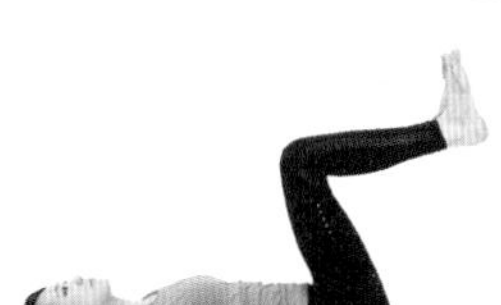

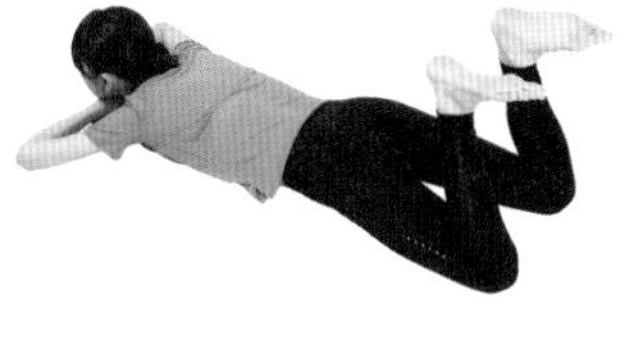

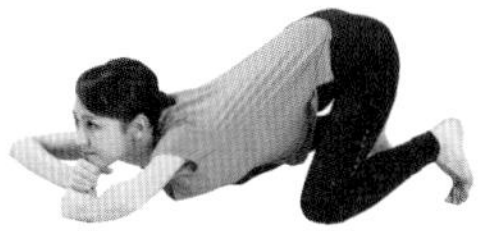

日本文芸社

初めに

改善率96％以上を誇る背骨コンディショニング！

「背骨コンディショニング」は機能解剖学や運動生理学、栄養学など、身体にかかわる10の分野の理論に基づいて、背骨のズレや身体のゆがみを正し、自身の治癒力を高めて健康で痛みの無い身体を取り戻すためのプログラムです。

私はこれまでに30万人以上の方々の運動指導と矯正《きょうせい》を行い、96パーセント以上の改善率となっています。

実際に行うのは、

・固まった背骨の靭帯《じんたい》を**ゆるめて**
・ゆがんだ背骨を**矯正して**
・2度と背骨がゆがまないように**筋力を向上させる**

という3要素です。

矯正するに関しては私を含め「背骨コンディショニング協会」のスペシャリストであれば、背骨はひとつずつ動かすことができます。かなりの高度なテクニックですが、動いた瞬間に神経と神経支配下の筋肉や臓器のハリがその場で取れるのが、矯正している側もされている側もハッキリとわかります。

人の手によって矯正をしなくても、自身で背骨をかなり矯正できます。

この本では背骨のズレや身体のゆがみを自分で正すことで痛みやこり、内臓の不調といった身体のさまざまな症状を改善する運動プログラムをご紹介いたします。

一般的に、骨のゆがみと、それに対する神経の伝導異常と身体に起こる症状はほとんど解明されてはいませんが、背骨コンディショニングでは「神経牽引《けんいん》理論」といって、背骨がズレて神経が引っ張られると、過緊張を起こして情報が正しく伝わらないという神経の伝導異常が起こり、その先にある器官や部位でさまざまな症状を引き起こすと捉えています。

病気やさまざまな不調を治すには大きくは

①薬で治すもの　②手術で治すもの　③運動で治すもの

の3つがあります。

間違った方法を選択し、原因を解明せずに薬で痛みを抑え続ければ、内臓に負担がかかりますし、運動で治る症状に対して手術をおこなったために痛みが取れないばかりか新たな痛みやしびれ出るという後遺症に苦しんでいる方が大勢います。

もちろん、背骨コンディショニングですべての痛みが治るわけではありませんし、説明のつかないことも沢山あります。

しかし、背骨のズレ、身体のゆがみによる痛みや不調は、ご自身による運動によってしか治せません。残念なことに多くの方が専門の知識や技術を持つ先生に〝治してもらうもの〟と考え、〝自分で治す〟意識が低いようです。

背骨のズレや身体のゆがみを正すことで、腰痛、脊柱管狭窄症《せきちゅうかんきょうさくしょう》、ヘルニア、肩や首のこり、また今まで原因がわからなかった内臓の不調や疾患、頭痛、めまい、耳鳴り、喘息《ぜんそく》、アトピー、自律神経失調症などなど、背骨とまったく関係がないと思われていた症状が改善して驚く方も大勢います。

まずは、「痛みは我慢せずに運動で解消する」という気持ちで、トレーニングを続けることが大切です。

日野秀彦

自宅で簡単にできる!

ゆがみを整える背骨コンディショニング

目次

Part 2
症状別・背骨コンディショニングのプログラム

Part 3

毎日おこなう基本運動

Part 4

症状を改善する矯正運動

Part 5

筋力トレーニング

QRコードの使い方

本書では、本文だけではわかりにくい運動の詳細な解説をQRコードから特別映像で見ることができます。QRコードを読み取る機能やアプリが搭載されている携帯電話やスマートフォン、タブレットは、カメラのレンズをQRコードにかざすことで、動画サイトに飛び、簡単に見ることができます。動画が見られる項目にはQRコードを掲載しています。

動画で解説！

アプリをインストールする

アプリがインストールされていない場合は「Apple Store」もしくは「Google Play」でQRコードと検索すると、さまざまな無料アプリが紹介されています。いずれかをインストールしてください。

＊アプリのダウンロードおよびご利用の際には別途通信料がかかり、お客様のご負担となります。

＊ご使用の機器やインターネット環境などによっては、ダウンロードや再生ができない場合があります。

序章

背骨コンディショニングの基礎

人のからだを支える背骨の構造

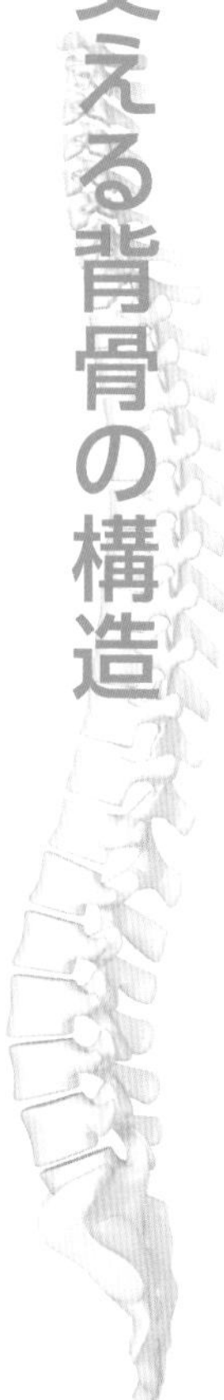

頭蓋骨《ずがいこつ》の真下から骨盤まで続く背骨は、椎骨《ついこつ》という骨が縦《たて》に連なったもので、「**脊椎**《せきつい》」あるいは頭や身体を支える〝柱〟となることから「**脊柱**《せきちゅう》」などとも呼ばれます。

尾《び》てい骨を触ってみてください。そこが背骨の最後の部分です。その上にあるわりと平らな骨を、仙骨《せんこつ》といいます。その上に腰椎《ようつい》があります。お辞儀をしてウエストラインのところのボコと出ているのが腰椎の5番です。その上が4番、3番と続き5個あります。その上が胸椎《きょうつい》で、気をつけをして肘を結んだ線上にあるのが胸椎12番の目安となり11番、10番と続き12個あります。その上が頸椎《けいつい》の7番です。下を向いたとき首の付け根の一番とび出ている骨です。その上が6番、5番と続き頭蓋骨のすぐ下の1番まで7個あります。椎骨には椎体と椎弓《ついきゅう》に囲まれた椎孔《ついこう》があり、椎骨が重なることで1本の管（脊柱管《せきちゅうかん》）となって中を通る脊髄《せきずい》を保護しています。

計24個の椎骨と椎骨の間にはクッションの役割を果たす椎間板《ついかんばん》という軟骨や、2つの椎間関節、椎骨の前面と後面に走る靭帯《じんたい》で連結され、重い上半身を支えつつ背骨をスムーズ

に動かすことを可能にしています。

また、背骨は正面から見るとまっすぐですが、横から見るとゆるやかなカーブを描いています。頸椎は前方に向かってカーブを描き（前弯《ぜんわん》）、胸椎は後方に向かう後弯《こうわん》、そして腰椎は再び前弯する**このカーブは「生理的弯曲《わんきょく》」と呼ばれます。重力を分散する役割を果たし、重い頭を支える筋肉の負担をやわらげてくれる、重要な役割を担《にな》うものです。**このカーブがくずれると、重力の分散がうまくいかずに一点に負担がかかり神経を引っ張る形（神経の索引説）となり、こりや痛みをはじめとするさまざまな症状が出ます。

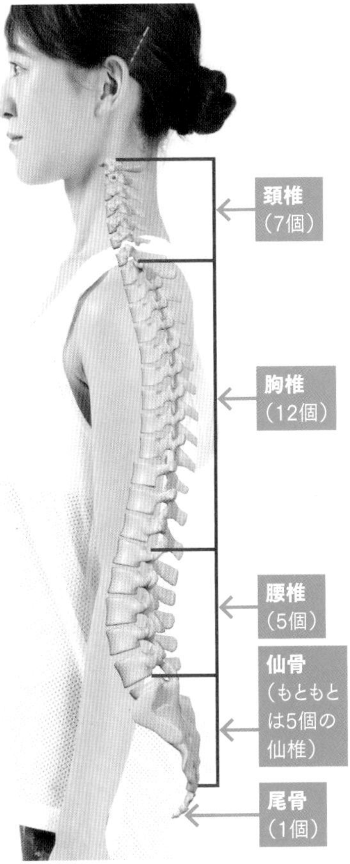

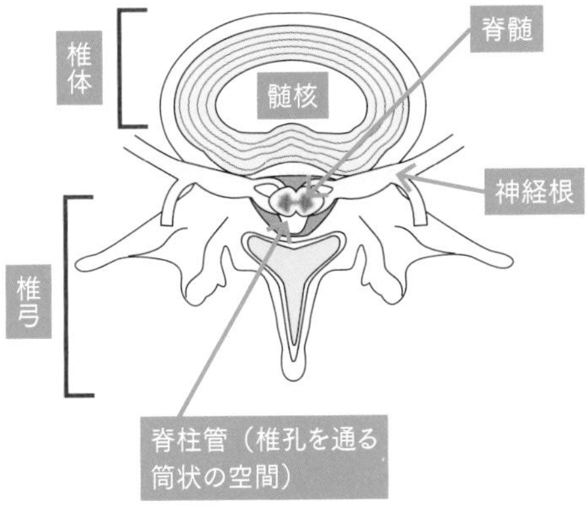

仙骨のズレが背骨のゆがみになる

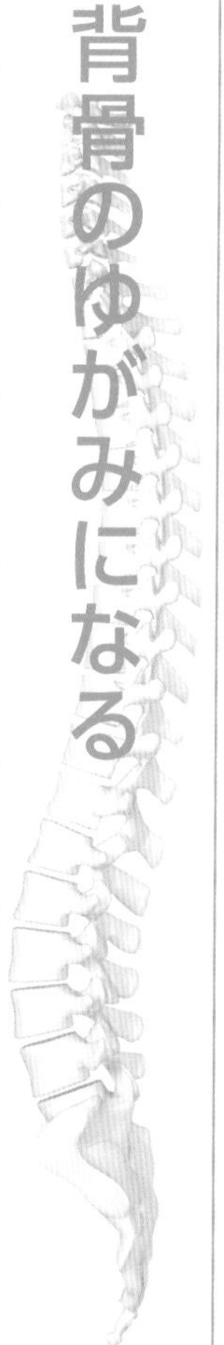

仙骨は背骨の一番下にある骨です。尾てい骨を触ってみてください。その上にあるわりと平らな骨が「仙骨《せんこつ》」です。**逆三角形の骨で、身体のちょうど真ん中、骨盤の中央に位置して左右にある腸骨との間に仙腸関節をつくり、上半身と下半身をつなぐ唯一の骨であり背骨の土台となっています。**

寛骨《かんこつ》は、腸骨《ちょうこつ》、恥骨《ちこつ》、坐骨《ざこつ》という3つの骨が癒合《ゆごう》してひとつとなったもので、骨盤を形成します。

上半身の重みを一点で受ける仙骨と、歩くときに足から伝わる衝撃を吸収する腸骨（寛骨）の間にある仙腸関節は、身体の要《かなめ》といわれる骨盤のなかでもとくに大きな負荷がかかる部位です。過大な負荷に耐えられるように関節の接触面は線維軟骨で覆《おお》われ、周りは強靱《きょうじん》な靱帯によって固定されています。そのため、**長い間仙腸関節は可動域が2～3ミリしかない〝動かない関節〟と考えられていました。**

ところが、さまざまな症状を抱える人たちの仙骨を観察すると、多くの人に仙骨のズレがみられ、なかには数センチもズレている人がいることもあり、高度なテクニックが必要ですが軽めに力を加えると相手の方の仙骨を矯正できることがわかりました。また、自分自身で運動をおこなうことによって仙腸関節が動けばかなり矯正できることもわかりました。

一般的には「もともとは5つの仙椎（椎骨）で構成されていたものが、成長とともに癒合し、30代半ばまでには完全にひとつになったもので、前面にある4本の畝《うね》のような横線はその名残《なごり》」といわれています。背骨コンディショニングのゆるめる運動で、仙腸関節を動かしましょう。

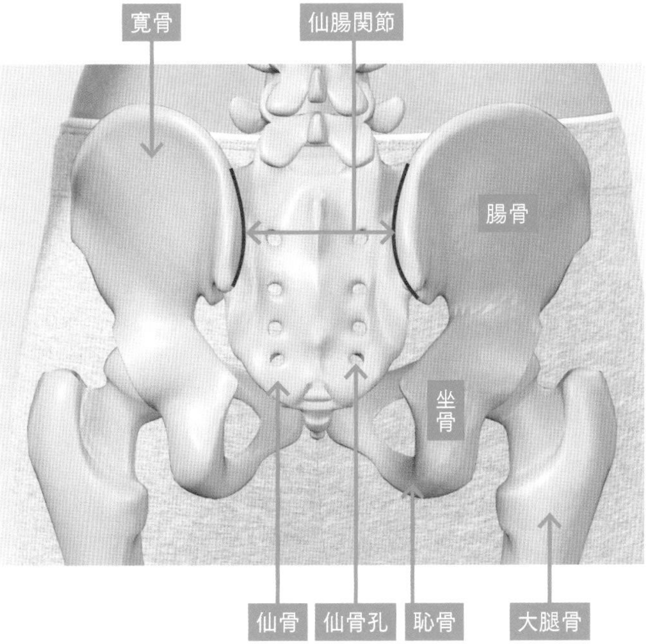

代償姿勢～ゆがんだ背骨は頸椎のズレにつながる

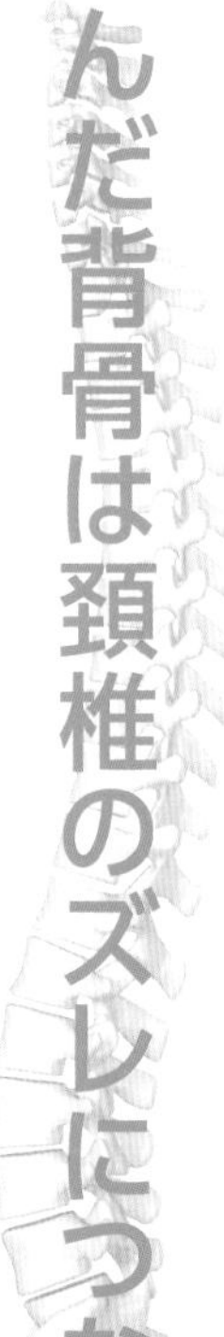

仙骨がズレることで、最初に影響を受けるのは腰椎です。仙骨は構造上、前にズレることはありませんが、仙骨が後ろにズレた状態（後方変位《こうほうへんい》）になると腰椎の前弯が小さくなり、胸椎の後弯が大きくなります。すると、**上体のバランスをとるために頭が前に出るようになり、胸椎のカーブはより大きくなって背中が丸くなって円背《えんばい》、一般的には〝猫背〟と呼ばれる状態になります。これを「代償姿勢《だいしょう》」**といいます。

この状態では上半身の重心を受けてまた仙骨が後方に変位し坐骨神経が引っ張られ、症状を起こすという悪循環になります。しかも仙骨は、後ろだけでなく左右にもズレます。そのため仙骨が右に傾けば上の腰椎も右に傾き、その上の胸椎はバランスをとるために左に傾くため、仙骨のズレがひどくなると背骨がS字のように曲がったり、あるいは後ろへのズレと左右のズレが重なってしまうことも起こるのです。

そして、**こうした背骨のズレは、最終的に頸椎のズレにもつながります。頸椎は、5～7kgもあるといわれる重い頭を支えるため、もともとゆがみやすい部位です。**

猫背と頸椎の変位のパターン

正常な頸椎

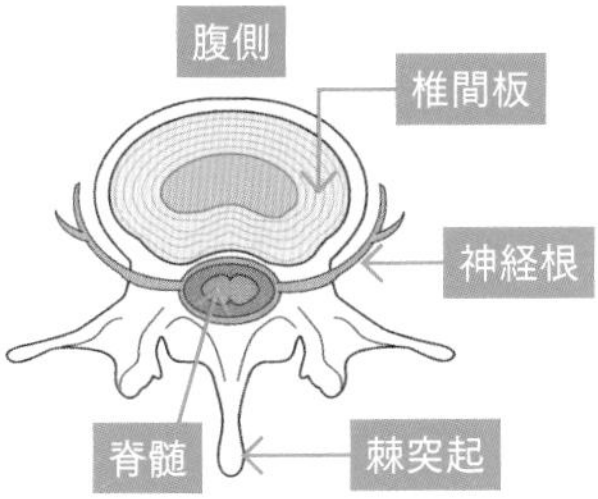

後ろにずれる後方変位

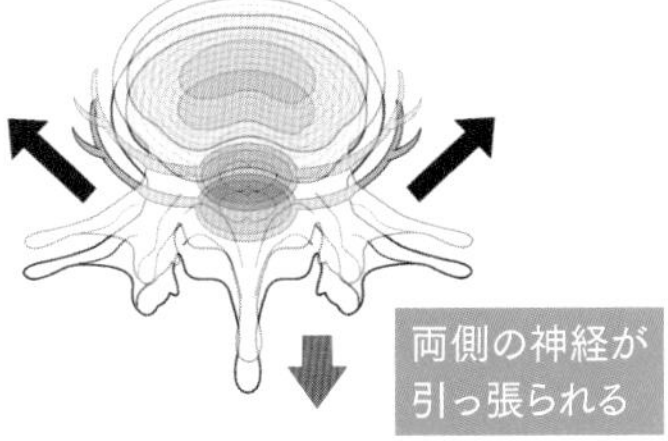

右側に捻じるようにずれる右捻転

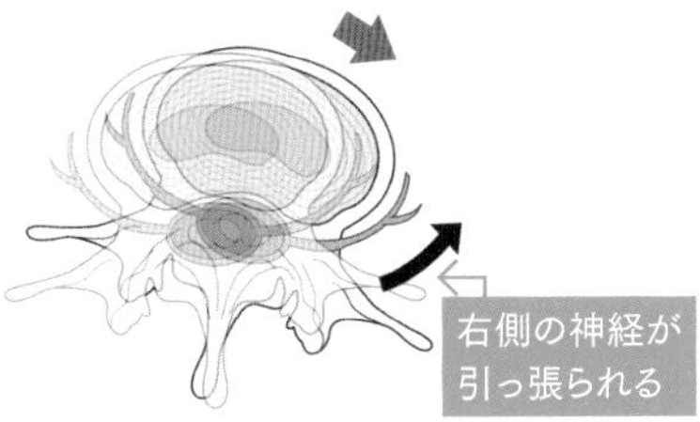

左方向にずれる左変位

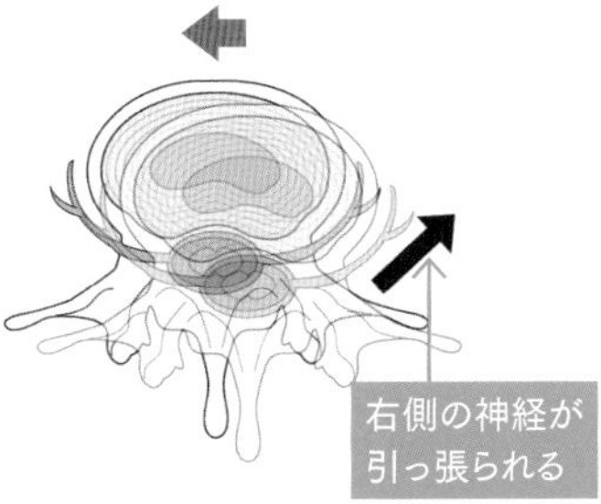

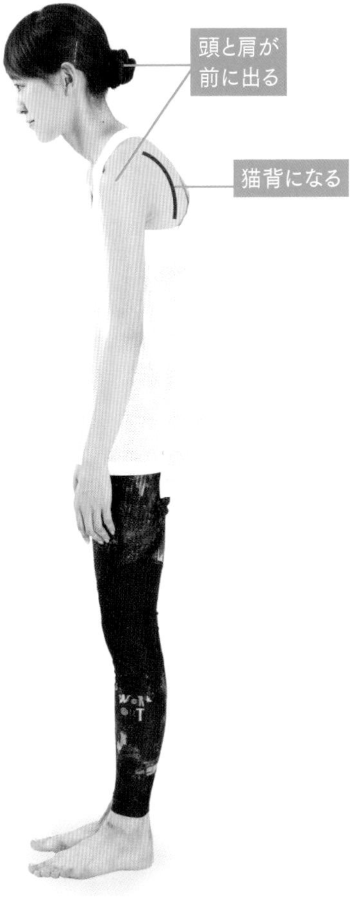

筋力の低下が招く仙骨のズレ

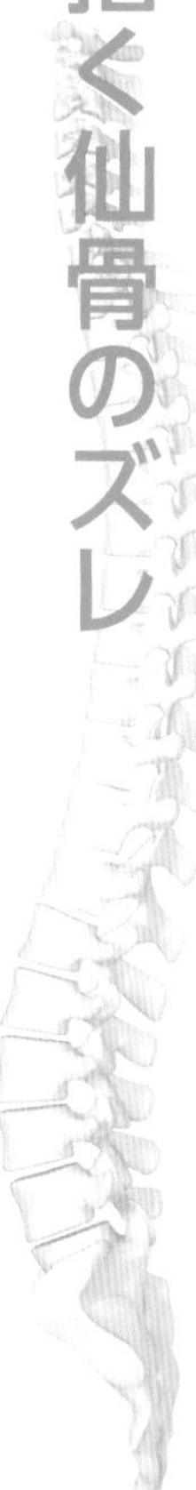

背骨のゆがみは、筋力低下による仙骨のズレが原因です。仙骨がズレるのは、多くの場合、自身の体重や運動による負荷に耐えうるだけの筋力が無いためで、痛みや不調の予防・改善には、ゆがみを正すだけでなく、支える筋力を強化することが重要です。筋力がなければどんなにゆがみを正してもすぐにもとに戻ってしまいます。無理をするとさらにバランスを崩してほかの部位までゆがめてしまいます。

ゆがみにくい身体をつくるためには、とくに仙骨を支える大臀《だいでん》筋や背骨の椎骨をまたいでつく多裂《たれつ》筋、背骨の両側を走る脊柱《せきちゅう》起《き》立《りつ》筋、肩甲骨《けんこうこつ》を背骨に引き寄せる菱形《りょうけい》筋の筋力が重要です。電気の無い時代は、手で洗濯、薪《まき》割《わ》りをして、荷物は背負って運んでいました。しかし、現代は、蛇口を捻《ひね》れば水が出て、スイッチひとつで洗濯でき、重たい荷物を車で運べます。普段の生活は便利になったかもしれませんが筋力を使う場面が少なくなり筋力が低下している方が多いのです。**楽に生活できる分、筋力をアップするための筋トレが必要となります。筋トレといっても、ムキムキの筋肉を目指す必要はありません。最低限自身の体重を支**

え、生活に必要な動作をするための筋力です。安静にしているだけでは、痛みはとれません。週に2回の筋トレで、痛みや不調から解放され、痛み・不調の無い身体を手に入れましょう。

背骨がゆがむとこんな症状が出る!

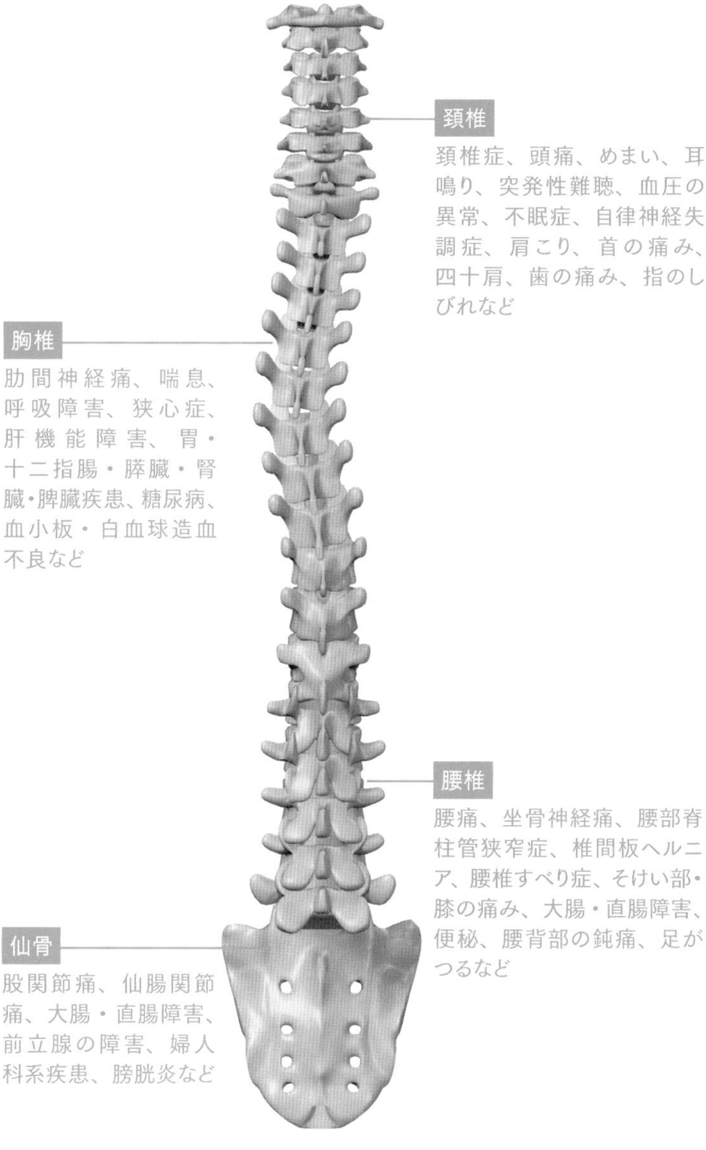

人間の思考・運動は神経によってコントロールされている〜自律神経失調症〜

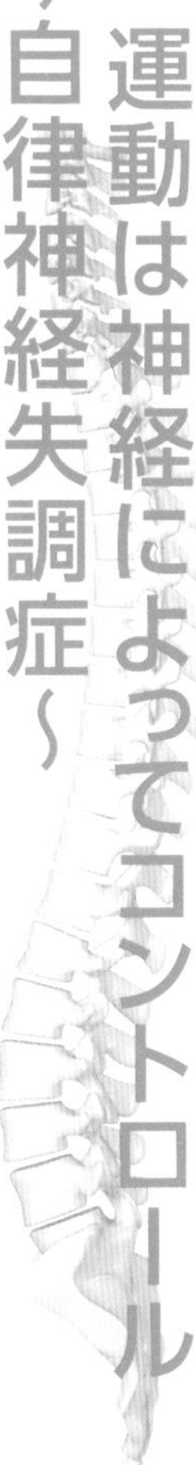

私たちが日々営んでいる思考や運動、あるいは呼吸などの生命活動はすべて、人体の情報処理システムである「神経系」によってコントロールされています。このシステムは、脳と脊髄からなる**中枢《ちゅうすう》神経**と、中枢神経と身体の各部を結ぶ**末梢《まっしょう》神経**によってできています。末梢神経で集められた情報は、中枢神経へと伝えられ、分析・処理されて脳からの指令として再び末梢神経に送られます。脳から出ている脳神経や脊髄から出ている脊髄神経も、末梢神経のひとつです。さらに末梢神経は**体性神経**（感覚・運動神経）と**自律神経**に大別されます。

骨のゆがみによって引っ張られた神経が、伝導異常によってさまざまな場所でさまざまな症状を引き起こすのも、1本の神経が何度も分岐《ぶんき》をくり返し、網の目のようにつながって情報を伝えているからです。

とくに背骨の頸椎7番から腰椎3番の両脇から全身に伸びて行く**交感神経**や、脳神経の動眼神経、顔面神経、舌咽《ぜついん》神経、迷走《めいそう》神経と、第2〜4仙椎から出る**副交感神経**という自分でコントロールできないいわゆる自律神経が、伝導異常を起こした場合、どこにどんな症状が出るか特定できません。内臓全体に影響が及んですべての内臓機能障害・治癒力の低下、人によってはうつやパニック障害のようないわゆる自律神経失調症を起こすこともあります。

背骨コンディショニングでは**自律神経失調症**は背骨のゆがみ、それも仙骨の後方変位による代償姿勢で猫背（胸椎の後弯がキツくなった）になったことで、交感・副交感神経ともに牽引されて伝導異常を起こしているためと捉えています。

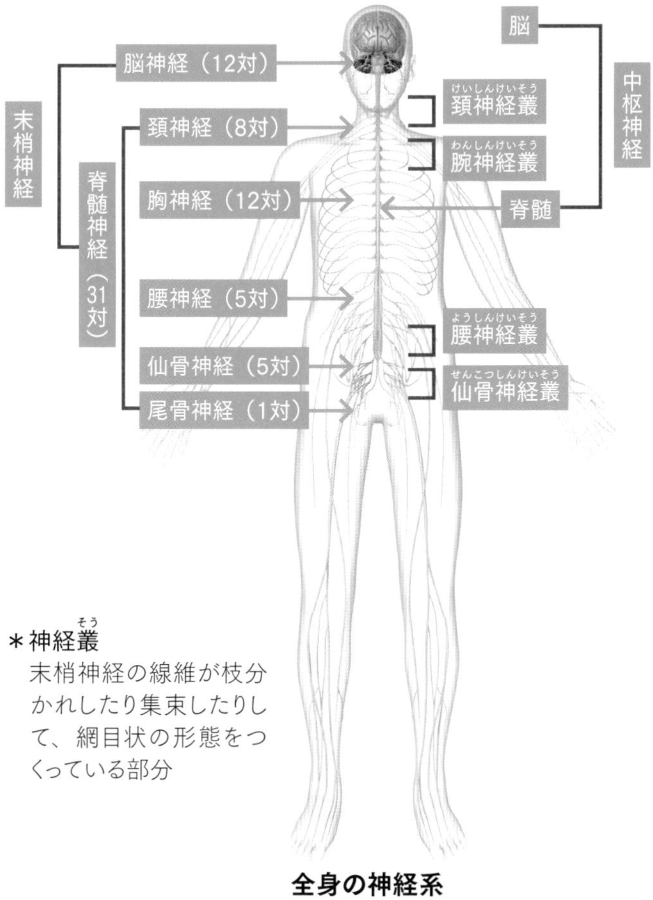

＊神経叢《そう》
末梢神経の線維が枝分かれしたり集束したりして、網目状の形態をつくっている部分

全身の神経系

筋肉に歳は関係ない！

2019年、当時75歳だったザ・ローリング・ストーンズのミック・ジャガーは、心臓弁の置換手術を受けてわずか２ヵ月後にステージに復帰し、術後とは思えないエネルギッシュなパフォーマンスで世界中を驚かせました。

この復帰劇の裏には**毎日の筋トレ、13キロのジョギング、水泳、キックボクシング、サイクリング**をおこなっている日頃のトレーニングの賜《たまもの》であり、年齢は関係ないという良い見本です。

報道によれば、1936年6月16日生まれ、アメリカ在住のアーネスティンさんは56歳になって運動を始め、以後**毎日68kgのベンチプレスと約7～9kgのダンベルで腕の筋トレをおこない、一日に16km以上、1週間に128km以上ランニングを続けました。**

結果、2つのボディビルタイトルを獲得し、2010年と2011年に最高齢のボディビルダーとしてギネス記録に認定されました。

日本では1931年1月15日生まれの瀧島 未香（TAKISHIMA Mika）さん、通称タキミカさんは65歳でジムに通い始め、79歳でパーソナルトレーナーの資格試験を受けて、87歳でインストラクターになりました。

毎日ウォーキング4km、ジョギング3kmと**ストレッチと筋トレを2時間**おこなうとのことです。

タキミカさんは2021年現在でも90歳の現役フィットネスインストラクターです。

タキミカさんのエクササイズ動画はYouTubeで公開中です。

ほかにも80・90歳代でトレーニングをしている方は大勢います。

歳をとったから筋肉が落ちるのではありません

筋トレをしないから筋肉が落ちるのです

歳は関係ありません

ただし**種目・強度・頻度**が正しくなければ効果はありません。

背骨コンディショニングで背骨を正位置に矯正しても、筋力がなければまたもとに戻ります。痛いからといって安静にしていると筋力が落ちて背骨がさらにゆがみ、痛みを生む悪循環が生じます。この悪循環を断ち切るためにも、まずは痛みや年齢を言い訳にして諦めず、トレーニングを始めましょう。

Part 1

背骨コンディショニングの独自理論

理論Ⅰ

仙腸関節可動理論とは？

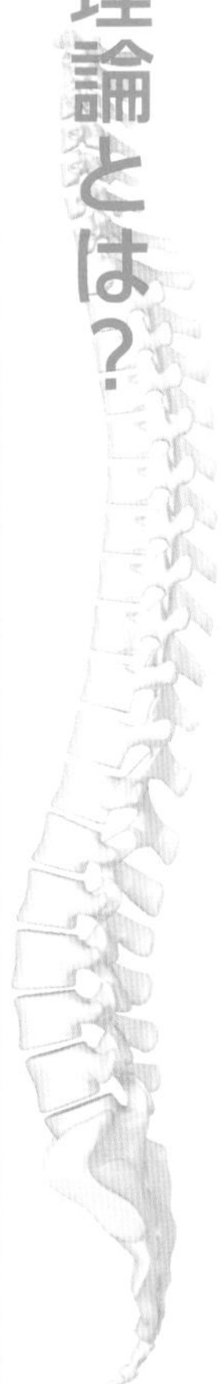

関節のなかでも強固に固定された仙腸関節は、身体の中心にあって骨盤をつくるため、長い間可動域がほとんどない〝動かない関節〟と考えられていました。

毎日さまざまな症状に悩む人たちの身体をみていると、仙腸関節に挟《はさ》まれた仙骨がズレている人が多く、なかには数センチもズレている人がいることがわかったのです。

この仙腸関節が動くという「仙腸関節可動理論」が、背骨コンディショニングの基本となる考えです。

仙腸関節のズレによって仙骨が後方変位すると、仙骨に乗っている腰椎も後方変位し、バランスをとるために背中が丸くなって、肩が内旋《ないせん》し、頭が前に出る〝猫背〟になりますが、**このように仙骨がズレることでほかの部位がゆがんでバランスをとることを、「仙骨の代償姿勢」といいます。**

しかも、猫背の原因は仙骨のゆがみだけではありません。うつむいてスマートフォンやゲームの画面をのぞき込むことで背中が丸まって猫背となり、このゆがみが下に向かって仙骨が後ろにズレるのです。さらに、こうした連鎖は仙骨だけに止まらず、仙骨（骨盤）がズレたことで歩くときに脚を前に出しにくくなり、歩幅が狭くなる、などの影響が現れます。すると本来は踵《かかと》から着地するはずがつま先から着地するようになり、足裏のアーチがなくなる〝扁平足《へんぺいそく》〟になってしまうのです。**代償姿勢によって上からも下からも崩れやすい骨格を守るためにも、仙腸関節の可動域を広げる必要があるのです。**

仙腸関節がズレると！

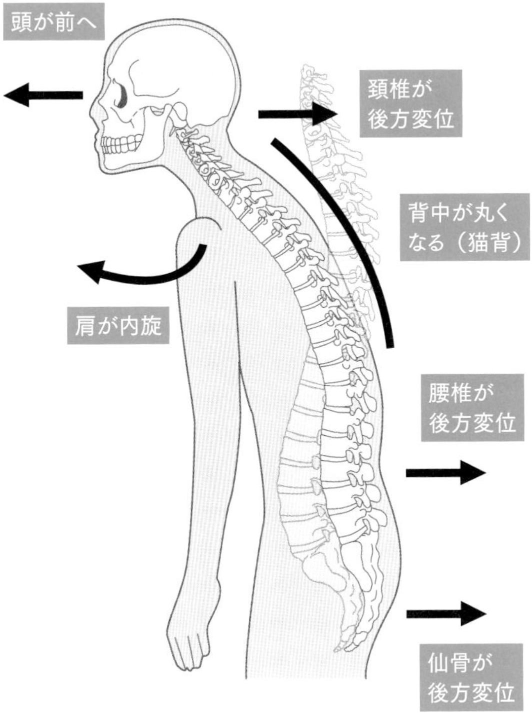

理論Ⅱ

神《しん》経《けい》牽《けん》引《いん》理論とは？

背骨には脳から続く脊髄が通り、末梢神経である脊髄神経はここから分かれて身体の各部へとつながります。背髄神経は椎骨か腹側にVの字に出ているので、背骨が前にズレる分には神経がゆるむために痛みが出ることはありませんが、腰痛を抱えている人たちの背骨を観察すると、後方にズレて神経が引っ張られて痛みを感じることがわかりました。

このように神経が引っ張られて伝導異常を起こし、さまざま痛みや不快な症状を招きます。これを背骨コンディショニングでは「神経牽引理論」と呼んでいます。

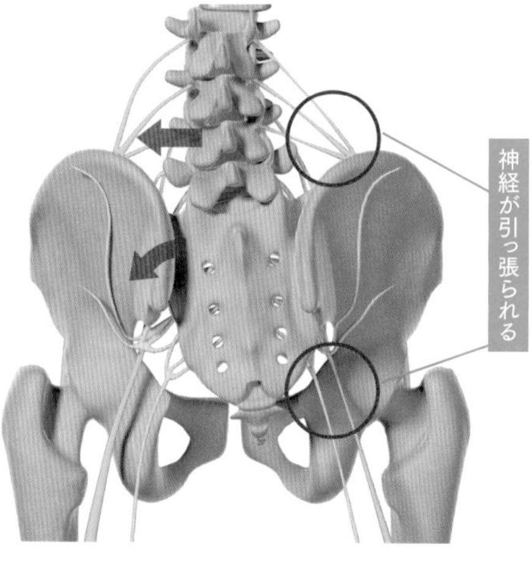

左に仙骨が傾き、右の神経が引っ張られ（神経牽引）、右側の腰から足先に痛みやしびれなどの症状が出ます。

仙骨の斜転（後面）

理論Ⅲ

背骨コンディショニングの基本3要素
ゆるめる（ROM運動）、矯正する、筋力向上の運動

1. **ゆるめる**

関節の可動域を広げ、神経や組織をゆるめる『ROM《ロム》運動®』

2. **矯正する**

ズレた背骨や関節のゆがみを正しい位置に戻す

3. **筋力向上**

再び骨格がゆがまないように筋力をアップ

3つの要素の中でも多くの方が苦手とするのが、筋力アップのトレーニングです。筋トレと聞いただけで、「もう歳だから」とか「今さら始めても……」といって敬遠する方がいます。いろいろなところで老化はありますが、筋力は**種目・強度・頻度**を守れば必ず向上します。

まず始めることです。

背骨コンディショニングの基本3要素

下記のエクササイズは、各要素の運動の中のひとつの例として掲載しています。

ゆるめる

背骨のゆがみによって固まった、関節の可動域を広げる。

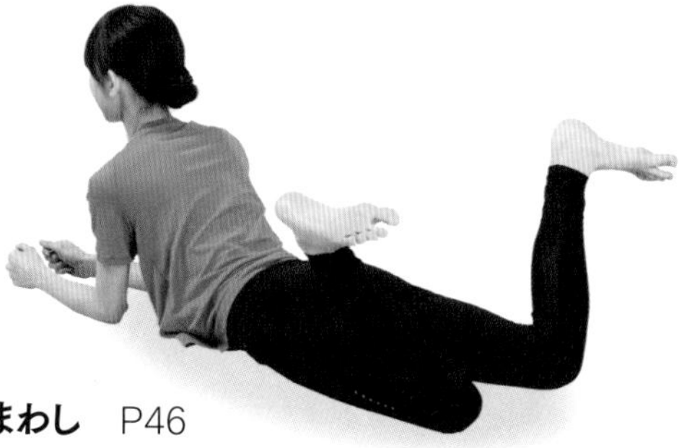

● **足まわし**　P46

矯正する

ゆがんだ背骨や関節をもとの位置に戻す。

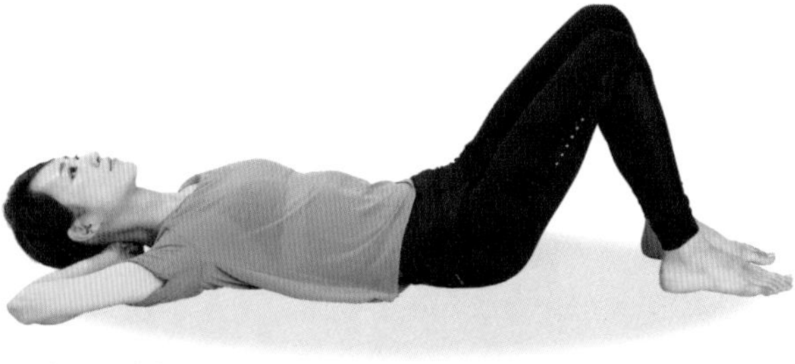

● **アトラス矯正**　P64

筋力向上

筋肉を鍛え、骨格がゆがまないように安定させる。

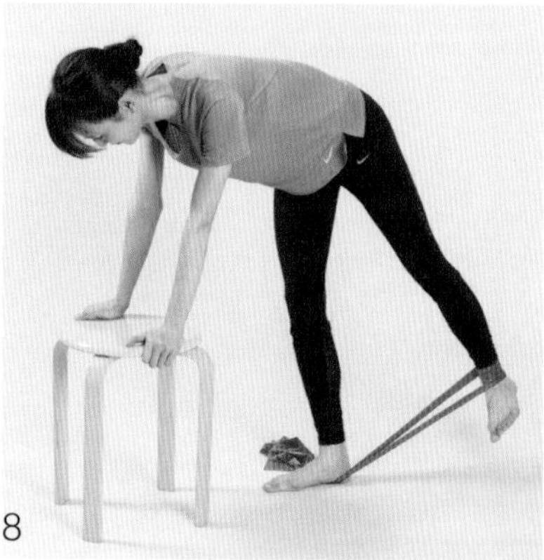

● **バックキック**　P58

自分の身体のゆがみをチェック！

チェックI

姿勢が正しいかをチェック

両足の踵をつけ、つま先を少し広げてまっすぐ前を向いて立ち、姿勢を正します。正面と横からチェックします。

チェック方法

正面

耳の位置、肩の高さ、腸骨稜の高さ、膝と内くるぶし、つま先の左右の向きをチェック。

横

耳介点、肩峰点、大転子点、膝蓋点、外果点が垂直に並んでいるかをチェック。

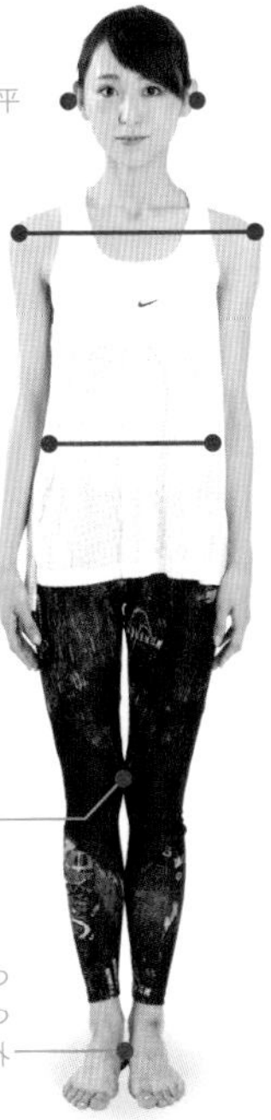

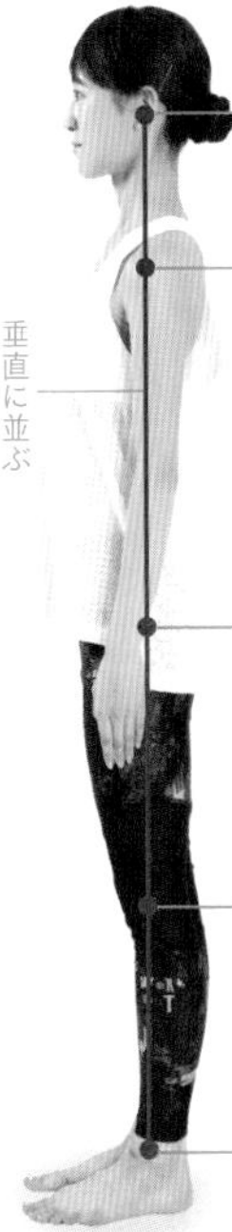

左右の差がある
身体の中心となる仙骨が左右に傾き、代償姿勢によって背中全体がゆがんでいます。

膝・内くるぶしがつかない
大臀筋が弱いため、大腿骨が外側にずれて膝がつかない（O脚）、大腿骨が内側に入ってくるぶしがつかない（X脚）。

横の点がずれている
仙骨が後方にずれることの代償姿勢によって、連なる骨の位置がズレて点が垂直に揃わなくなります。背中が丸くなり猫背になる。

チェックⅡ

首を左右、上下に動かす

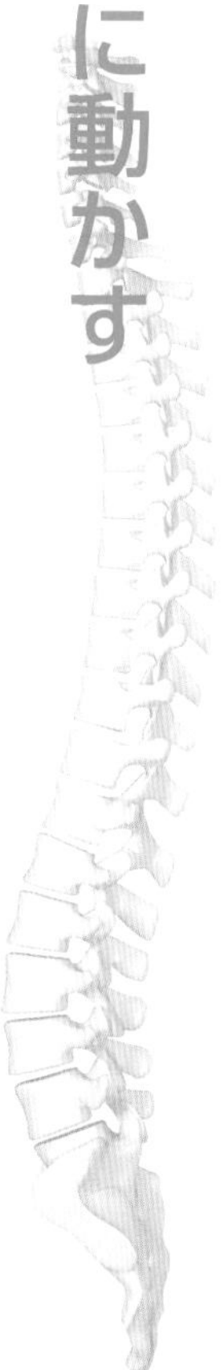

首を動かしたときに感じる痛みの有無や可動域の広さから、頸椎のゆがみ（左右）と頸椎7番と胸椎1～3番のゆがみ（上下）をチェックします。

チェック方法

左右

あごの高さを変えずに、首を左右に振り向く。上体は正面を向いたまま、肩を回さないように注意。

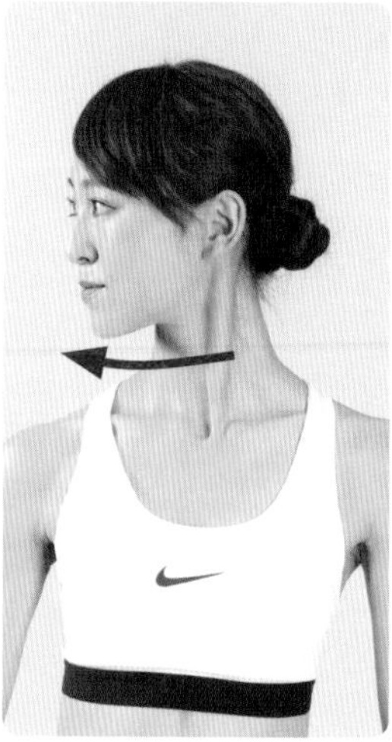

上下

肩を動かさないようにして、首を上下に動かす。

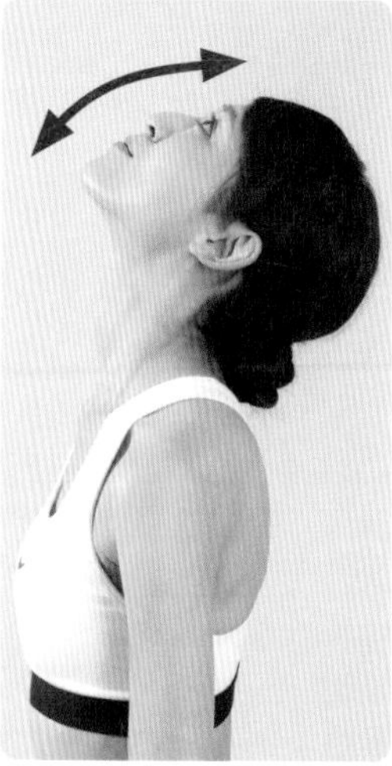

左右に90度まで振り向けない場合

痛みがある場合は頸椎1～3番にゆがみがあり、肩から指先まで走る正中神経の伝導異常を起こしていると考えられます。また、片方だけ可動範囲が狭い場合は、頸椎が反対（向きやすいほう）の方向にねじれています。

上下に90度まで曲げられない場合

痛みがあるときは、頸椎7番が後ろにズレていると考えられます。頸椎7番がズレて胸椎1番とぶつかって上を向きづらいだけでなく、頸椎全体がゆがんで神経の伝導異常を起こしています。

チェックⅢ

鎖骨の内側や肘の外側を押す

鎖骨の内側や肘の外側を押すことで、痛みの有無や位置から頸椎1～3番のゆがみの状態を知ることができます。

チェック方法

鎖骨の内側

人差し指を鎖骨の内側（のど仏の下の凹みの隣）にあて、場所を変えながら押して、痛みがないかを確認。

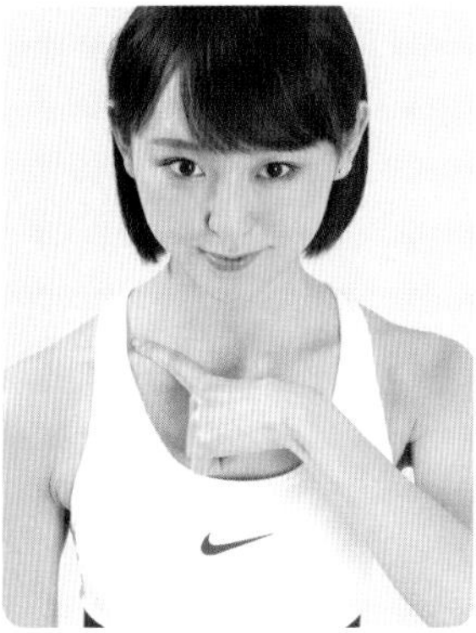

＊反対側も同じようにおこなう。

肘の外側

肘の中心点から約1cm外側（親指側）を押さえ、ぐりぐりし指を移動させ、痛みやハリがないか確認。

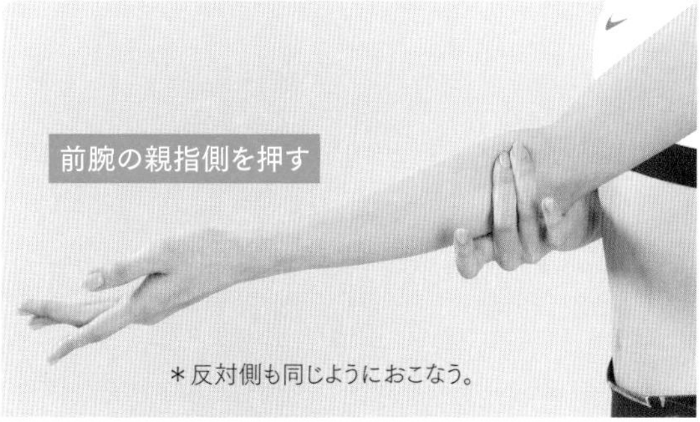

＊反対側も同じようにおこなう。

鎖骨内側を押して痛みがある場合
頸椎1～3番にゆがみがあり、正中神経の伝導異常を起こしていると考えられます。左に痛みを感じたら右へのズレや左へのねじれ、両方痛みを感じる場合は後ろにズレていると考えられます。

肘の外側を押して痛みがある場合
頸椎1～3番にゆがみがあり、正中神経の伝導異常を起こしていると考えられます。

チェックⅣ

仙骨の横を押す

仙骨の横を押すことで、骨盤や仙骨のゆがみをチェックします。

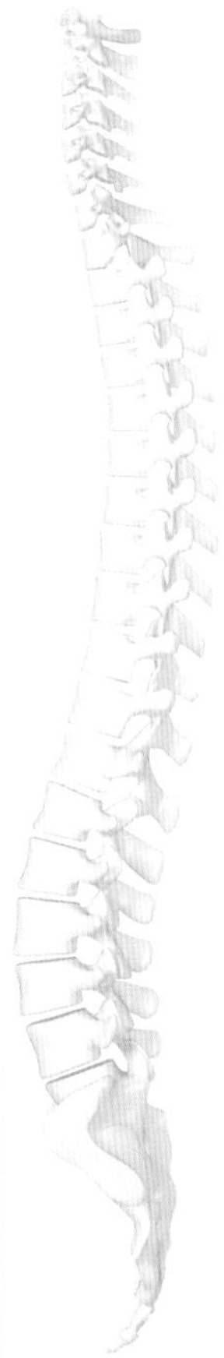

チェック方法

両手を腰にあて、親指で骨盤の出っ張った骨（上後《じょうこう》腸骨棘《ちょうこつきょく》）を探す。骨のすぐ外側、背骨をはさんだ仙骨の上の部分を押し、指を少しずつ動かしながら痛みやハリを確認します。

仙骨の横を押す

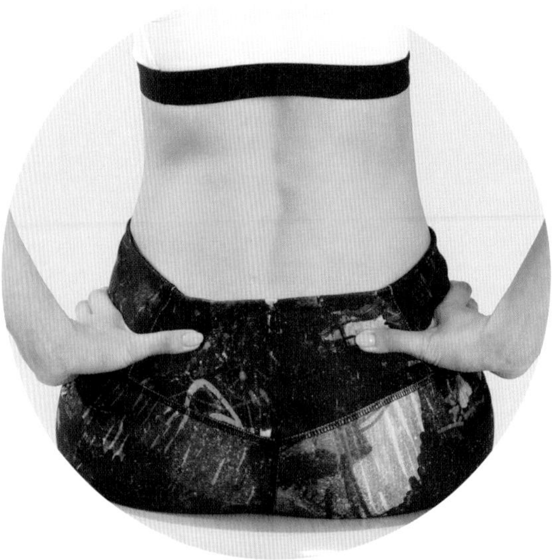

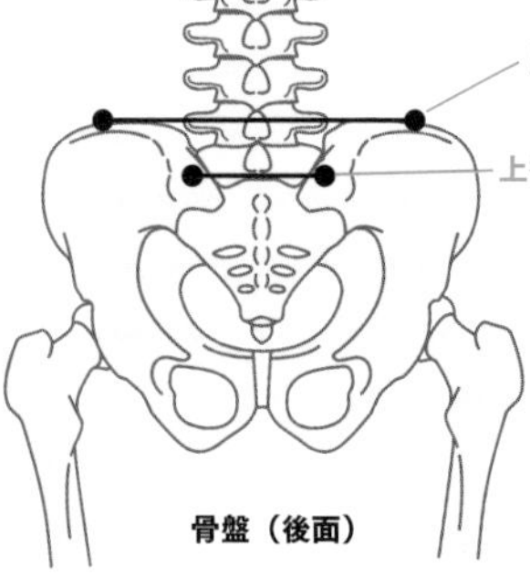

骨盤（後面）

仙骨に痛みやハリがある場合

仙骨にゆがみがあり、坐骨神経の伝導異常を起こしていると考えられます。

チェックV

ふくらはぎを押す

ふくらはぎの痛みの有無で、腰椎や仙骨のゆがみがあるかをチェックします。

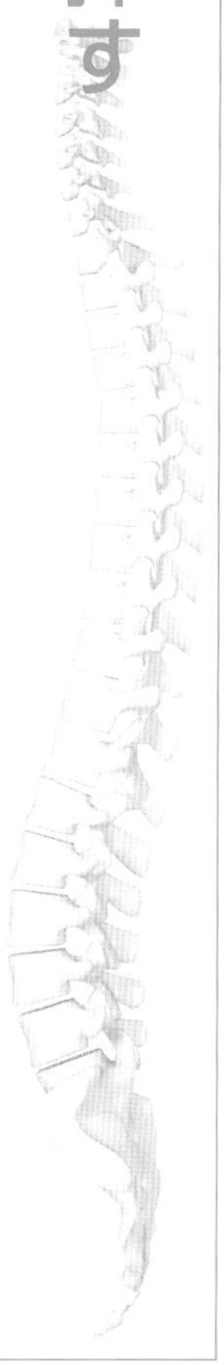

チェック方法

両足の脛骨の内側と外側を、膝下からくるぶしまで、3～5ヵ所を親指で押して、痛みがないか確認します。

脛《すね》の骨の外側を押す
（3ヵ所の場合）

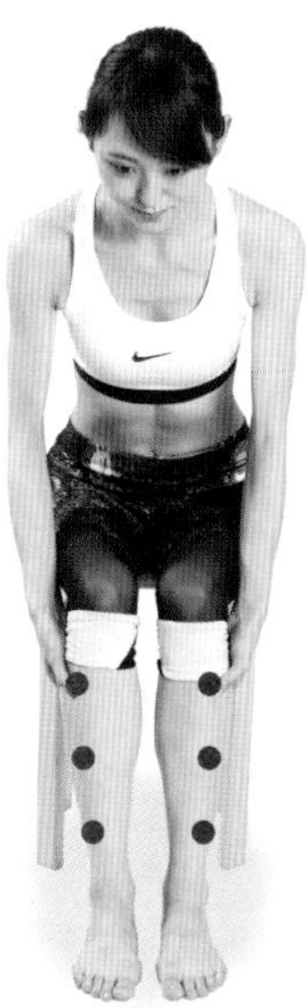

脛の骨の内側を押す
（5ヵ所の場合）

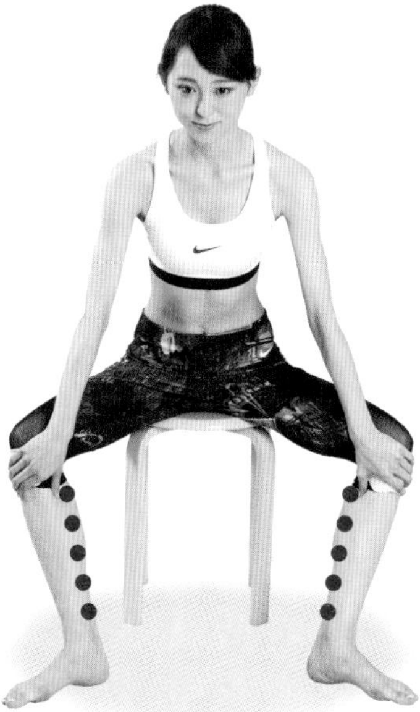

痛みやハリがある場合

骨格にゆがみがなければ押しても痛みは感じないため、1ヵ所でも痛みを感じた場合は、仙椎（1～3）や腰椎（4～5）がゆがんで坐骨神経に伝導異常を起こしていると考えられます。

運動前の注意事項

背骨コンディショニングは、ゆがんでいる部位に直接働きかけておこなうため、痛みがある場合はうまくできないこともあります。長い間、背骨がゆがんだ状態が続いてまわりの靭帯や神経が硬くなっていたり、背骨を支える筋力がない場合は、改善までに時間がかかり、症状が一進一退することもあります。大切なことは、運動を続けることです。以下の点に注意しながら、ゆがみのない身体をとり戻しましょう。

背骨コンディショニングを始める前の注意点

- 痛みがある場合は無理をしないで、できる範囲でおこないましょう。心地良く感じるエクササイズを続けるほうが、少しずつでも効果が出ます。
- 勢いや反動をつけず、すべての動作をゆっくり、丁寧におこないましょう。必ず、動かしている箇所を意識しながらおこなってください。動かして左右差がある場合は、やりづらい側を繰り返しておこないます。

〔反動〕

背骨コンディショニングをおこなって逆に痛みや症状が強くなる場合があります。この原因は、急に神経の伝導が良くなり、これまで感じなかった痛みやしびれを感じることから起こります。できる範囲で続けていけば、最大2～3日で軽くなると思われます。ただし、痛みが続く、ひどい場合は中止して様子をみてください。

◎骨折・外傷・妊娠・あるいはその疑いを持っている方は、安全面から運動を避けてください。

運動回数　「毎日おこなう基本運動」「症状を改善する矯正運動」は基本30回（往復）おこなってください。ただし、ゆるめる運動、矯正する運動は1日に何セットおこなっても構いません。

運動を始める前に

動画で解説!

Part 2

症状別・
背骨コンディショニングの
プログラム

おすすめプログラムで症状改善

1日10分、毎日続けることが効果を生む

最初に基本の「ゆるめる運動（ROM運動）」で固くなった関節をゆるめ、「症状別の矯正運動」でゆがんだ骨を矯正します。そして週2回の基本と症状別「筋力トレーニング（筋トレ）」で正しい姿勢を支えるための筋力をつけ、ゆがみや症状の再発を防ぎます。はじめのうちはキツく感じるかもしれませんが、慣れてくればどれも10分程度でおこなえるものです。自分なりにタイミングを決めておこなうと忘れにくく、習慣にしやすいでしょう。

基本プログラム

毎日　**1. 基本ゆるめる運動** ＋ **症状別の矯正運動**

＋

週2回　**2. 基本筋トレ+症状別筋トレ**

1. 毎日おこなう基本ゆるめる運動（6種類）

①足まわし（P.46）⇒②坐骨神経ストレッチ（P.56）
③上体たおし（P.48）⇒④胸ひらき（P.50）⇒
⑤首ゆるめ（P.52）⇒⑥肩ゆるめ上下・まわす（P.54）

2. 週2回の基本筋トレ(2種類)

①バックキック（P.58）
②ハイエルボーローイング（P.60）

＊それぞれの運動や筋肉トレーニングの詳しい方法は、Part3～Part5で紹介。

I. 自律神経を整えストレスの予防・改善

頚椎7番の前にある星状神経節をゆるめ、胸椎のゆがみを矯正する

身体の恒常性を保つ自律神経ですが、仙骨の後方変位の代償姿勢で頭蓋骨が前方に出て、頚椎1番や2番が後方にズレて、たとえば、副交感神経の舌咽神経が牽引された形になると喉の違和感を感じますし、動眼神経であれば目の疲労として感知します。また胸椎の後弯が強くなって頚椎7番～腰椎3番の両脇から全身に伸びて行く交感神経ですが、上部にある最大の分岐点、星状神経節の左側が牽引されると動《どう》悸《き》を起こしますし激痛になることもあります。内耳神経が牽引されれば耳鳴り・めまいを引き起こします。こうしてはっきりとわかるものもありますが交感・副交感神経の伝導異常でイライラ、不眠、疲労感、集中力の低下など、さまざまな症状が現れます。どちらの神経もほぼ全ての臓器・器官に分布していますのでどこに特定の症状が出るとは特定できません。現代医学では、星状神経節に痛みが出れば局所麻酔をしますが、背骨コンディショニングでは、自律神経が集中する背骨のまわり、とくに頚椎7番や胸椎を丁寧にゆるめて、筋肉をつけていけば症状は改善すると考えます。

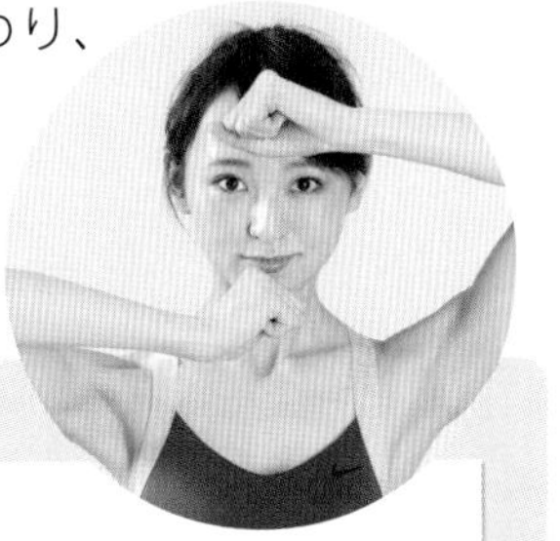

プログラム

基本ゆるめる運動＋星状神経節ストレッチ（P.68）

＋

胸椎上部はめ（P.66）

＋

週2回の基本筋トレ＋バックエクステンション（P.84）

Ⅱ.花粉症、アトピー性皮膚炎、喘息の予防・改善

胸椎のゆがみを正し、菱形筋や三角筋後部を鍛えて背中を支える

私たちの身体を細菌やウイルスなどから守る免疫システムをコントロールしている自律神経の乱れは、花粉症やアトピー性皮膚炎、喘息などのアレルギー症状を出やすくし、症状を悪化させたりします。また、〝免疫の司令塔〟と呼ばれる「ヘルパーT細胞」というリンパ球の一種は、もととなる細胞が骨髄でつくられたあと、心臓の上にある胸腺に移動してT細胞となります。そのため、胸椎の3〜5番から出て胸腺を支配する脊髄神経の緊張をほぐすことで免疫機能を正常に働かせ、症状を改善することが可能になります。

ここでは「胸椎上部はめ」によって胸椎の上部をゆるめてゆがみを正し、「リアデルト」で胸椎を支える背中の菱形筋や三角筋後部を鍛えて背中のゆがみを改善します。余裕があれば、「星状神経節ストレッチ」（P.68）を加えて心臓・肺・胸腺につながる神経の中継地点をゆるめると、より効果的です。

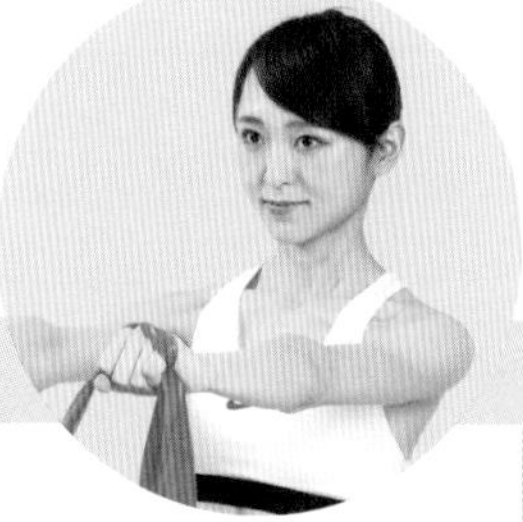

プログラム

基本ゆるめる運動

＋

胸椎上部はめ（P.66）

＋

週2回の基本筋トレ＋リアデルト（P.83）

Ⅲ. 不眠、頭痛の予防・改善

頚椎1番（アトラス）のゆがみを正し、頭を支える首の筋肉を鍛える

頭痛にはさまざまな原因がありますが、検査をしても原因がわからない頭痛の場合、多くは頭蓋骨自体がズレていたり、仙骨のズレによる代償姿勢によって頚椎がゆがんでしまっていることが原因と考えられます。頚椎は、重い頭を支えているためにゆがみやすく、とくに頚椎1番と頚椎2番が後ろにズレると、その奥にある延髄ごと脳神経や脳の血管が引っ張られて神経の伝導異常が起こります。これが不眠、頭痛などさまざまな不調を招くのです。

まずは頭蓋骨のすぐ下にある頚椎1番（アトラス・環椎）に働きかけて頚椎の後方へのズレや左右のねじれを矯正し、首の筋肉を鍛えて重い頭を支える筋力をつけましょう。

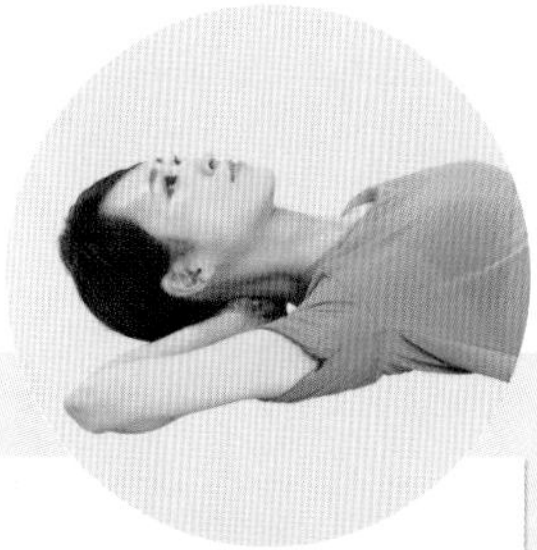

プログラム

基本ゆるめる運動

＋

アトラス矯正（P.64）

＋

週2回の基本筋トレ＋チンイン（P.82）

Ⅳ.肩こりの予防・改善

頸椎7番のゆがみを正して、首を支える背中の大きな筋肉を鍛える

背骨を支える筋力が弱いと、仙骨や腰椎のズレから猫背や胸椎の左右へのズレなどの代償姿勢が起こり、神経が牽引されます。とくに、頸椎7番からは鎖骨の下を通って肩から指へと走る尺骨神経が引っ張られると肩のハリを感じます。つまり、肩こりの原因は筋肉のこりではなく、神経の過緊張によるものです。また、背中が丸まると、肩が前に出る〝巻き込み肩〟となってしまいます。肩が内側に入った状態が続くと関節の柔軟性が失われて固まってしまい、神経も引っ張られて関節の滑液が出にくくなります。そのため骨がこすれて炎症を起こし、痛みを生じることもあります。

まずはこりの原因となっている頸椎7番のゆがみを正し、「アップライトローイング」で僧帽筋や三角筋などの背中の大きな筋肉を鍛えることで、矯正した頸椎が再びゆがまないようにしましょう。

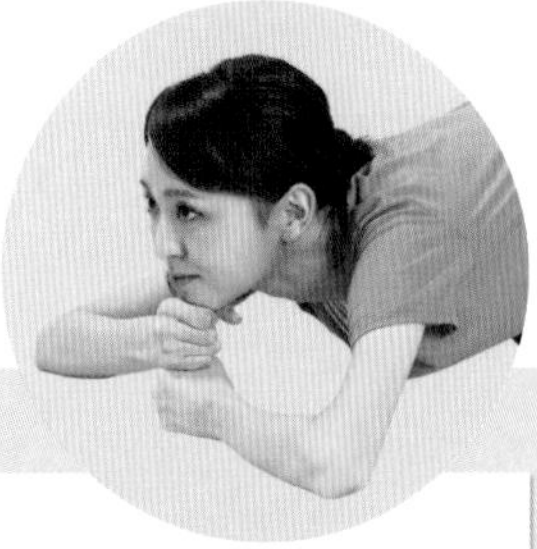

プログラム

基本ゆるめる運動

+

頸椎7番はめ (P.69)

+

週2回の基本筋トレ+アップライトローイング (P.86)

V. 首の痛みの予防・改善

「ストレートネック」で首の痛みが出るのか？

「ストレートネック」で首の痛みが出るといわれていますが、30万人以上の方の背骨を見てきましたが、厳密に見て頚椎7つが真っ直ぐの方はひとりもいませんでした。仙骨の代償姿勢で頚椎の生理的弯曲がなくなる状態を〝ストレートネック〟というのであれば、神経が引っ張られて（神経の牽引説）伝導異常が起こるという理論に基づかなければ説明できません。また、頚椎のズレは頚椎1番の奥、橋と延髄《えんずい》の境目にある三《さん》叉《さ》神経など脳神経にも影響を及ぼします。ここには胸《きょう》鎖《さ》乳突筋《にゅうとつきん》という首で一番太い筋肉の神経を支配する副神経があり、頚椎1番がズレて三叉神経が引っ張られ、三叉神経の神経核が収縮すると、つられて副神経も収縮して首のこりや痛みを生じます。

「首ねじり片手補助」で頚椎とまわりの神経をゆるめたあと、首まわりの筋肉を鍛えて首が前に出ないようにします。

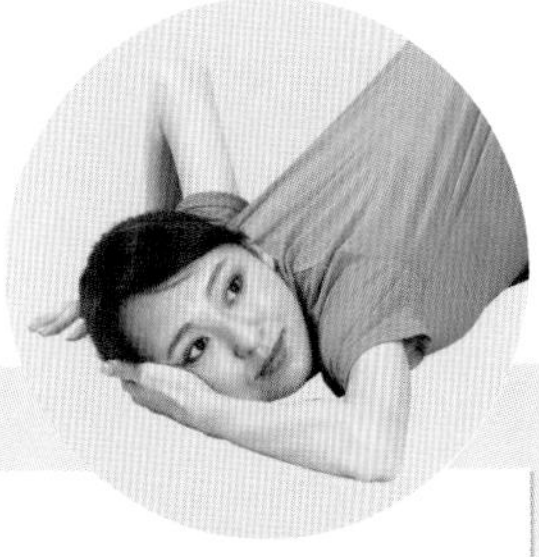

プログラム

基本ゆるめる運動

＋

首ねじり片手補助 (P.70)

＋

週2回の基本筋トレ＋チンイン (P.82)

Ⅵ.腰痛、脊柱管狭窄症の予防・改善

基本となる仙骨のゆがみを正し、腰まわりの筋肉を鍛える

歩いていると腰やお尻、足にしびれや痛みを感じて歩くことができなくなり、しばらく休むことで再び歩けるようになる「間欠性跛行《はこう》」が特徴の脊柱管狭窄症。一般に、脊柱管が何らかの原因で狭くなることで中を通る神経や血管が圧迫され、腰痛や足のしびれなどの症状が起こるといわれていますが、背骨コンディショニングでは、これも仙骨のゆがみが原因と考えています。たとえば、仙骨が後方にズレてそのすぐ上にある腰椎5番も後方にズレたとします。腰椎5番のすぐ上にある腰椎4番は正しい位置のままなので、4番と5番の間にズレが生じて脊柱管が狭くなってしまいます。しかし、狭くなっているのが原因でなく、仙骨と腰椎5番が後方にズレることで、神経が引っ張られて過緊張を起こし、痛みやしびれが発症しやすくなっています。

まず、「両足カエル」と「開脚膝たおし」で仙骨のゆがみを正し、大《だい》臀筋《でんきん》やハムストリングス、大腿四頭筋《だいたいしとうきん》の筋力をアップします。

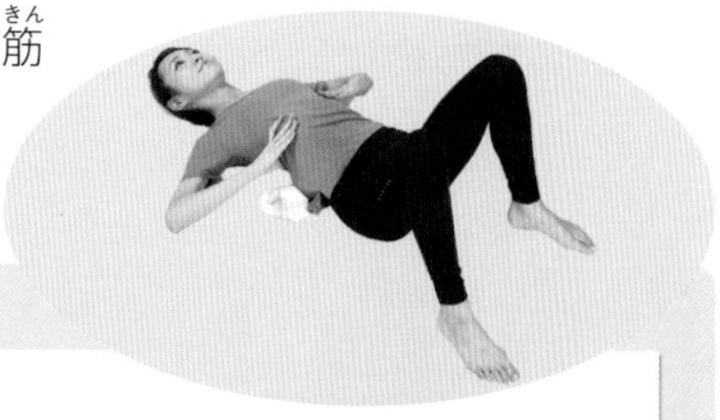

プログラム

基本ゆるめる運動

＋

両足カエル（P.72）＋開脚膝たおし（P.74）

＋

週2回の基本筋トレ＋バックランジ（P.87）

Ⅶ. 股関節痛の予防・改善

股関節をゆるめて矯正し、大臀筋を鍛えてゆがみにくくする

上半身と下半身をつなぐ、身体の中でもっとも大きな関節である股関節には、歩くときには体重の3～4.5倍、階段の上り下りには6.2～8.7倍もの負荷がかかるといわれます。さらに、大臀筋の弱さや歩き方のクセで、大腿骨が外側にズレてO《オー》脚になったり、あるいは仙骨の後方変位と腸骨、大腿骨が内側に回転（内旋）してX《エックス》脚となりますが、どちらも歩くときに大腿骨が腸骨にあたって関節がスムーズに動かず、つまずきやすくなります。

さらに、この状態が続くと接合部である球関節の一部がこすれて変形し、それに引っ張られた坐骨神経や大腿神経が伝導異常を起こすと、滑液の出が悪くなって炎症を起こします。まずは固くなった股関節をゆるめて矯正し、股関節につく筋肉のなかでももっとも大きな大臀筋を鍛えます。

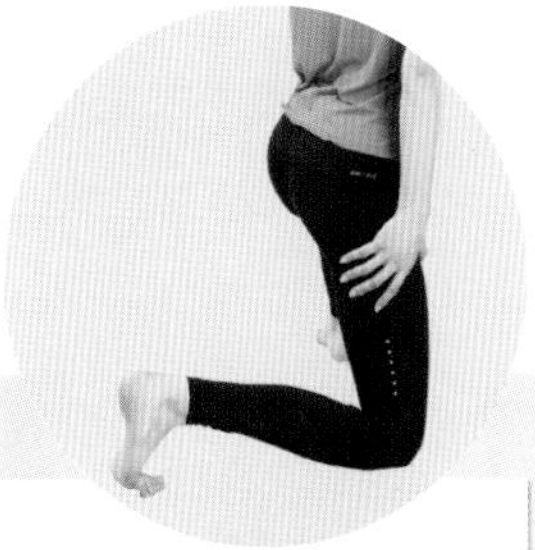

プログラム

基本ゆるめる運動

＋

ランジねじり（P.76）

＋

週2回の基本筋トレ+アブダクション（P.88）

Ⅷ. 膝痛の予防・改善

膝関節をゆるめ、大臀筋やハムストリングス、大腿四頭筋を鍛える

加齢による骨の変形が原因と思われがちな膝痛ですが、痛みの原因は、神経の伝導異常による滑液の不足です。仙骨と腰椎がズレると、坐骨神経が引っ張られて伝導異常を起こし、神経の通り道である膝関節で滑液が出にくくなります。すると、骨と骨がこすれて炎症を起こし、痛みが生じるのです。しかも、多くの場合、MRIなどの画像を見ると、こすれた半月板がすり減ったり、変形しているため、痛みの犯人とされてしまいがちですが、もとを正せば坐骨神経の伝導異常による滑液不足が原因と考えます。たとえ半月板がなくなるほど骨が変形していても、仙骨のゆがみを正して筋力をつけることで滑液が十分に出て痛みを解消された方も少なくありません。

「膝タオル」で膝関節をゆるめると同時に、できれば「両足カエル」(P.72)を組み合わせて仙骨をゆるめると、より効果的です。

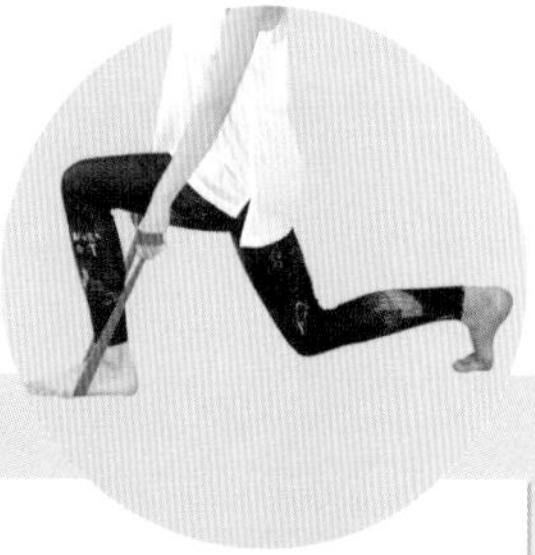

プログラム

基本ゆるめる運動

+

膝タオル (P.77)

+

週2回の基本筋トレ+バックランジ (P.87)

Ⅸ. 足のしびれの予防・改善

仙腸関節をゆるめて、足裏の3本のアーチのバランスをとり戻す

足の裏は、母趾球《ぼしきゅう》（親指のつけ根）と小趾球（小指のつけ根）、踵の3点を結ぶ2本の縦アーチと1本の横アーチでバランスをとりながら、身体全体を支えています。3本のアーチは1本でも崩れると足裏全体に影響を及ぼし、それをカバーしようとして仙腸関節に負荷が加わり、ズレを生じ、坐骨神経の牽引から足のしびれや痛みを引き起こします。代償姿勢によって胸椎の後弯や左右の変位による肩こりや頚椎のズレによる首の痛みを引き起こし、重心をとるため、また、足裏のアーチが崩れるという悪循環になります。そのため、痛みのない身体をつくるためには仙骨と足裏、両方にゆがみがないことが重要なのです。

まずは、「お尻ゆりかご」で基本となる仙骨のゆがみを自分の体重とタオルを使って効率的に正し、「タオルギャザー」で足裏や足指の筋群に働きかけて3本のアーチのバランスをとり戻します。

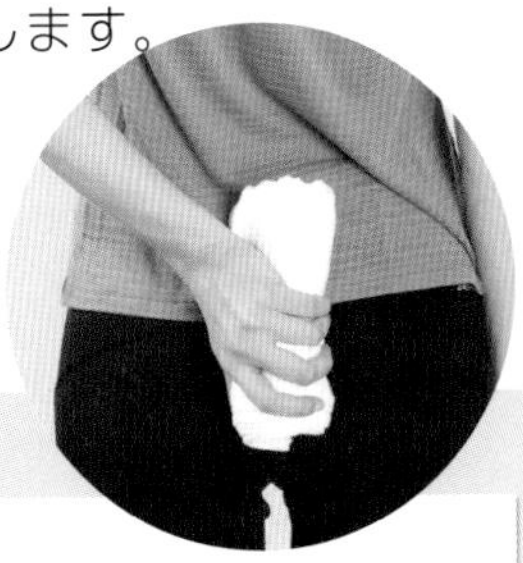

プログラム

基本ゆるめる運動

＋

お尻ゆりかご (P.78)

＋

週2回の基本筋トレ＋タオルギャザー (P.89)

X. 内臓不調の予防・改善

胸椎のゆがみを正して、自律神経の伝導異常を改善する

胃のもたれやむかつき、食欲不振、便秘・下痢などの胃や腸の不調や倦怠感《けんたいかん》、息切れなど、一見背骨とは関係ないと思える不調も、背骨のゆがみが大きくかかわっています。すべての臓器をコントロールしている自律神経は、たとえば胸椎6～8番の右側は肝臓や胆のう、左側なら胃や膵臓《すいぞう》というように、おもに胸椎から出ています。肋骨・胸骨とともに内臓を守る胸郭を形成する胸椎は、背骨の中でも可動域がほとんどないといわれています。しかし、仙骨がズレれば胸椎やそこにつく肋骨もゆがむため、脊髄神経だけでなく自律神経が伝導異常を起こし、筋肉だけでなく臓器を構成する組織全体が固くなり、内臓の機能が低下して、さまざまな症状が生じます。

そのため、まずは胸椎を矯正し、背中の菱形筋《りょうけいきん》などに働きかけて背中を正しい位置に戻し、自律神経の伝導異常を改善します。

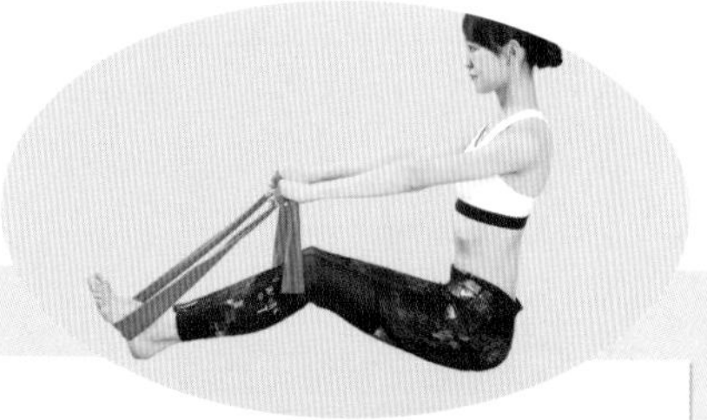

プログラム

基本ゆるめる運動

＋

開脚膝たおし（P.74）

＋

週2回の基本筋トレ＋外旋ローイング（P.90）

Part 3

毎日おこなう基本運動

毎日おこなう
基本の
ゆるめる運動1

足まわし

ゆるめる部位
仙骨･腰椎

足を回して仙骨まわりの固まった関節をほぐし、ゆるめます。

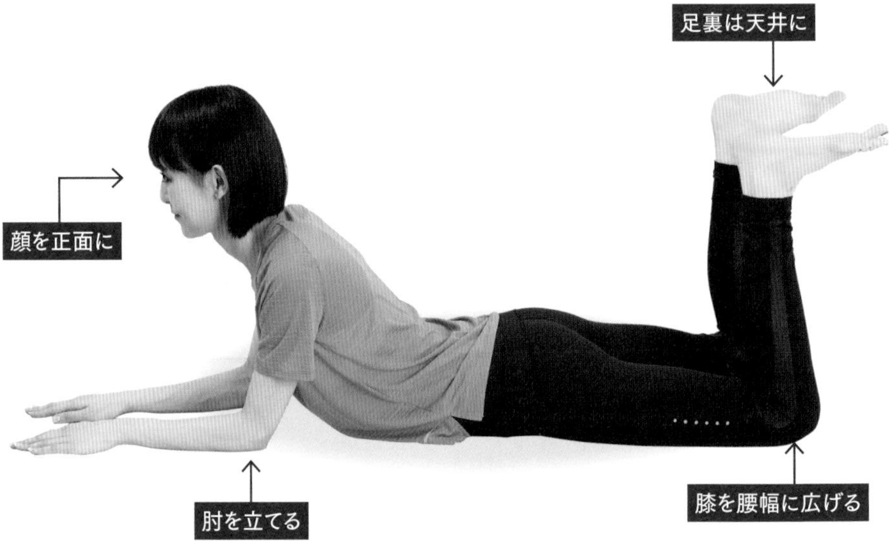

1 足を腰幅に広げてうつ伏せになり、顔を正面に向けて肘を立て、上体を反らします。膝を曲げ、足裏は天井に向けます。

Point

● はじめはうまく円が描けなくても、続けていくうちに徐々にスムーズになります。
● 仙腸関節を意識し、足の重みを使って回すと効果的です。

2

膝を中心に踵で円を描くように回します。片足ずつ、内回し・外回しを各30回ずつおこない、慣れてきたら両足を同時に回します。

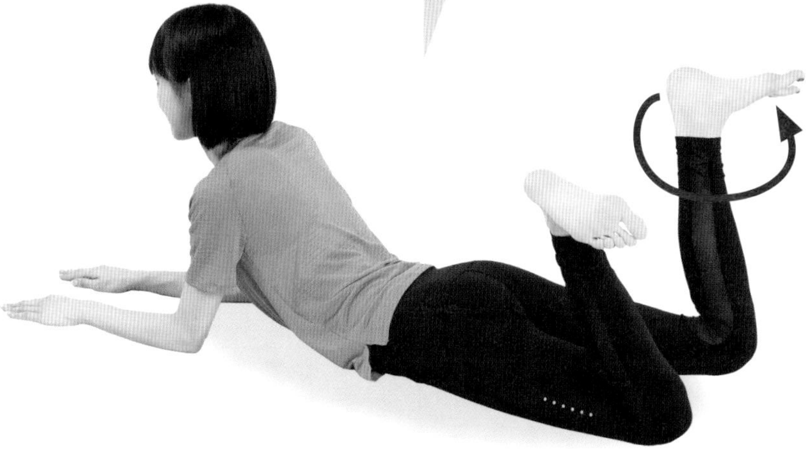

バリエーション

腰に痛みのある場合

腰に痛みがある人は肘を立てずに上体を伏せたままでおこないます。それでもきつい人はお腹の下にタオルかクッションを入れておこなってください。

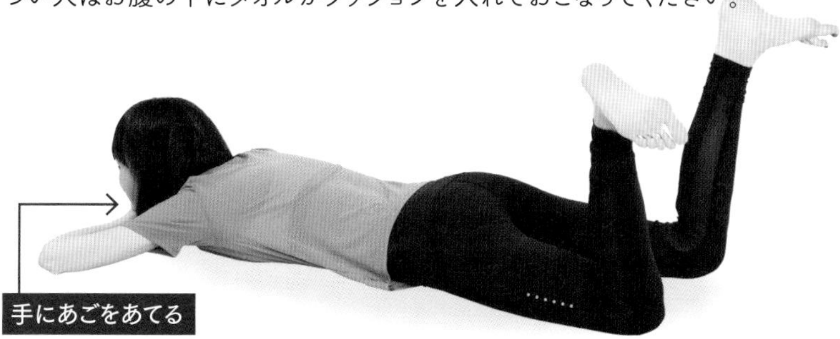

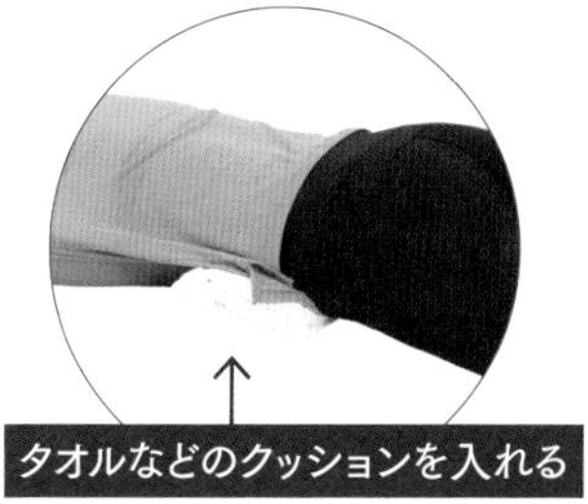

毎日おこなう
基本の
ゆるめる運動2

上体たおし

ゆるめる部位
仙骨・腰椎・
股関節

骨盤の仙腸関節や股関節をゆるめて、仙骨のねじれや股関節のゆがみを矯正します。

1 うつ伏せになり、両肘を合わせて肘を立てます。正面を向き、片方の膝を90度曲げて外側に広げます（カエル足）。

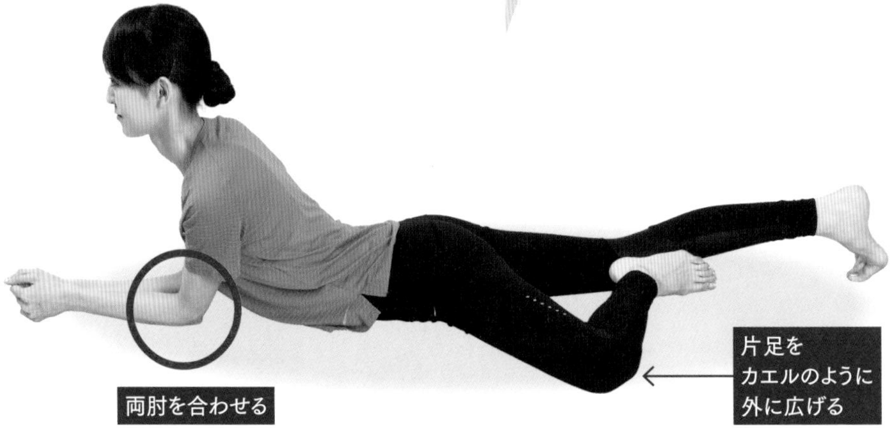

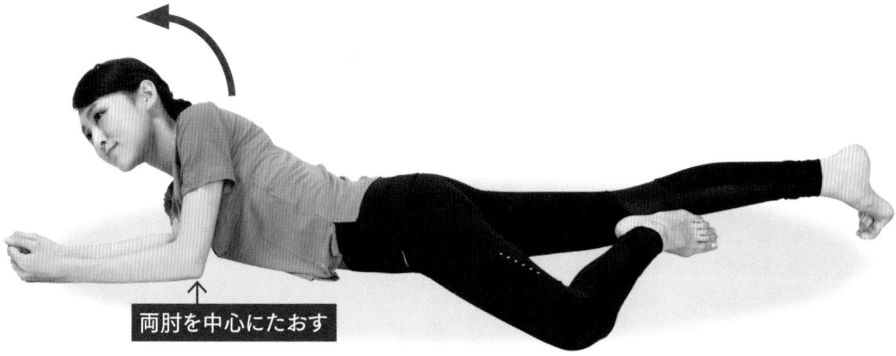

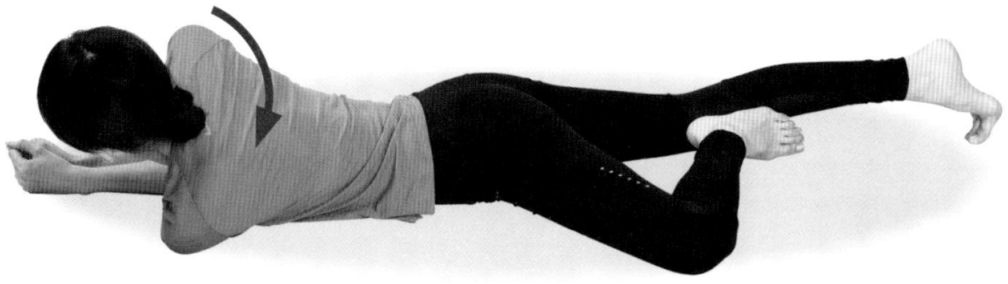

2 肘を中心にして上体を左右にたおします。肩を床につけるように徐々にたおす範囲を広げていきます。
30回往復したら、足を変えて反対側も同じようにおこないます。

Point

- 上体を左右にたおしたときに、両肘が床から離れないようにします。
- 肩が痛いときは肘の位置を変えて痛くない角度でおこないます。

毎日おこなう
基本の
ゆるめる運動3

胸ひらき

ゆるめる部位

胸椎

胸椎をねじるようにして胸を開き、胸椎をゆるめます。

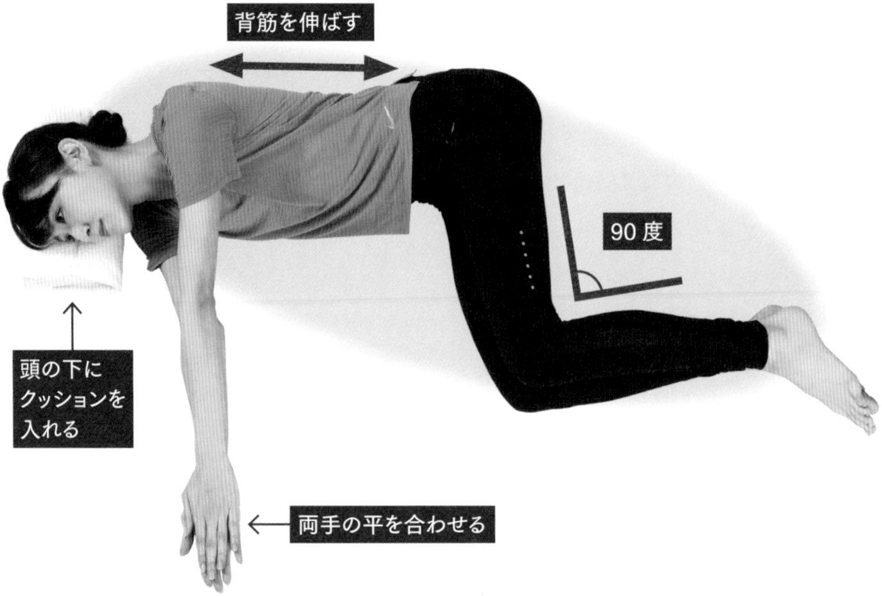

1 頭の下にクッションを入れて横向きに寝て、両膝を合わせて90度に曲げます。背筋を伸ばし、両手は手の平を合わせてまっすぐ前に出します。

2 顔は前を向いたまま、胸椎をねじるようにして上側の手を肩から後ろに開きます。

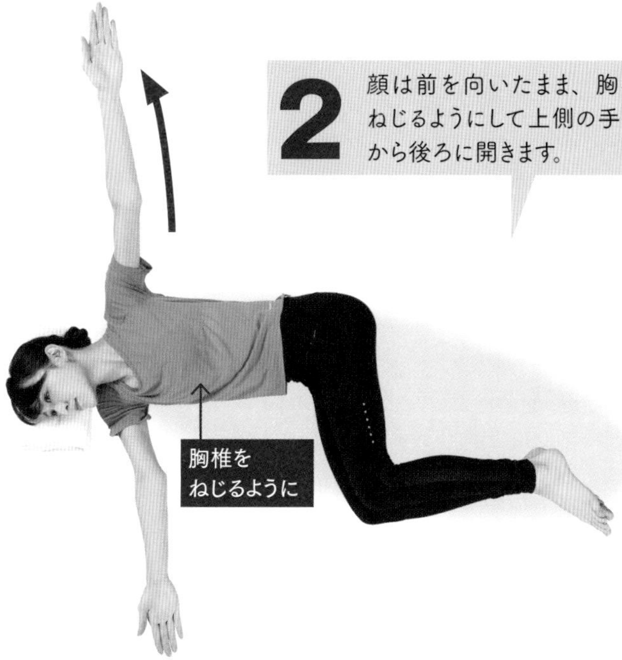

3 そのまま腕を後ろにたおして手の甲を床につけたら、もとの姿勢に戻します。30往復したら、反対側も同じようにおこないます。

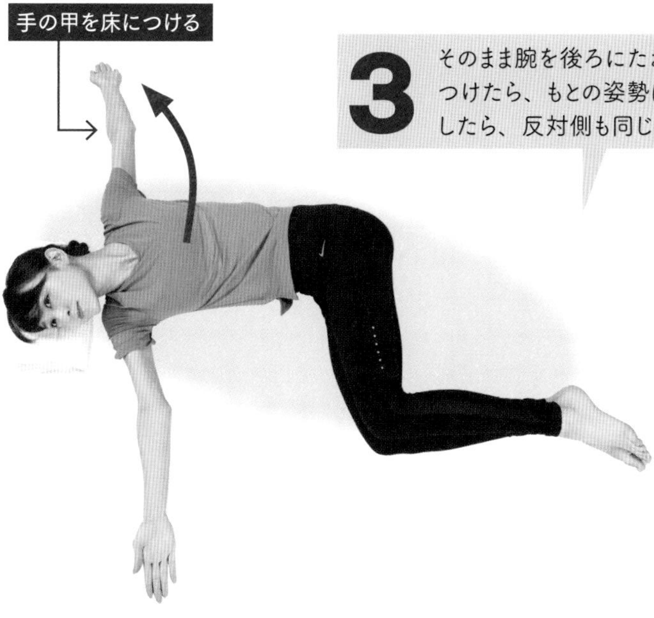

Point

- 腕を開くときに上側の膝が浮かないように注意します。
- 手の重みを使って胸椎に働きかけ、大きく開くのを感じるようにします。

毎日おこなう
基本の
ゆるめる運動4

首ゆるめ

ゆるめる部位

頚椎

首の重みを使って、ゆがんで固くなった首まわりの神経と頚椎の靭帯をゆるめます。

動画で解説!

基本の姿勢

うつ伏せに寝て、片手でこぶしをつくり、あごを乗せます。

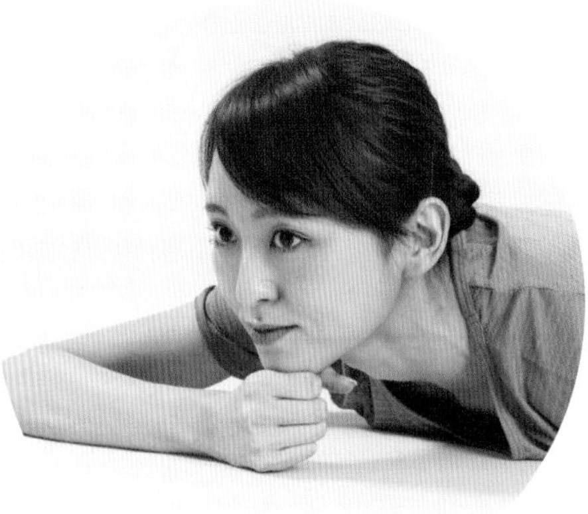

バリエーション

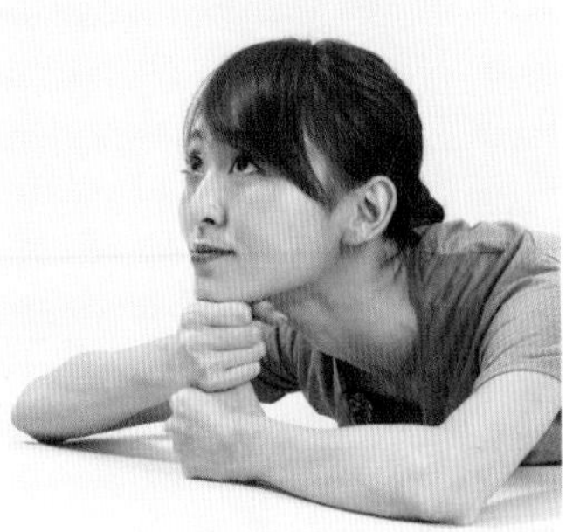

慣れてきたらこぶしを重ねて高くしておこないます。

1 首ねじり

こぶしを少し前に出し、顔が前を向くようにします。あごを中心に首をかしげるようにして首をたおします。左右に30往復します。

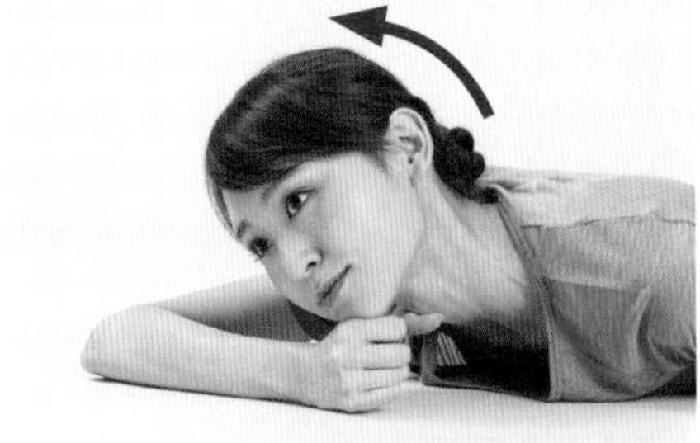

こぶしの位置は少し前に

2 首左右

こぶしをやや手前に置いてあごを引き、耳を肩につけるように首を動かします。左右に30往復します。

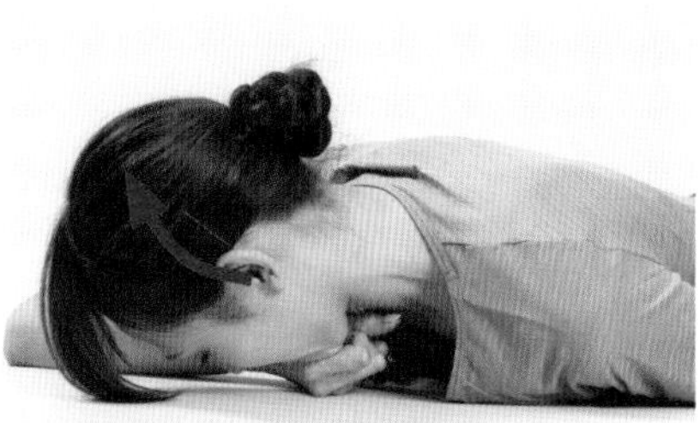

こぶしの位置は少し手前に

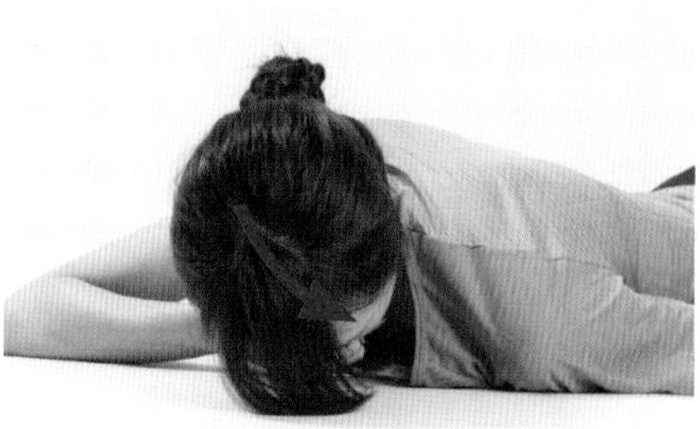

3 首上下

こぶしの上に乗せたあごを前に出したり、引いたり（顔を上に向けたり下に向けたり）します。あごを動かすときはこぶしに乗せたまま、上下に30往復します。

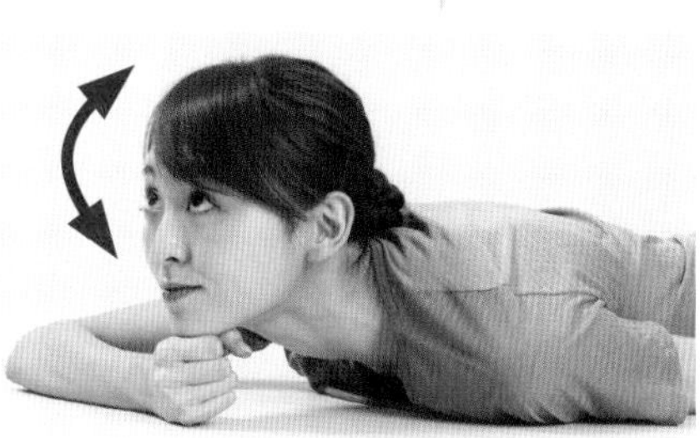

Point

● 首の力を抜いて頭の重さをこぶしに預け、痛みのない範囲でゆっくりおこないます。

毎日おこなう
基本の
ゆるめる運動5

肩ゆるめ上下・まわす

ゆるめる部位

肩関節周辺

心臓より高い位置で小さい筋肉を動かして、心拍数を上昇させるため、ウォーミングアップには最適です。

肩ゆるめ・基本姿勢

左手で脇の下から右肩をつかみ、右手を上にして左肩に乗せ、肘を上下に重ねるようにして手を組みます。

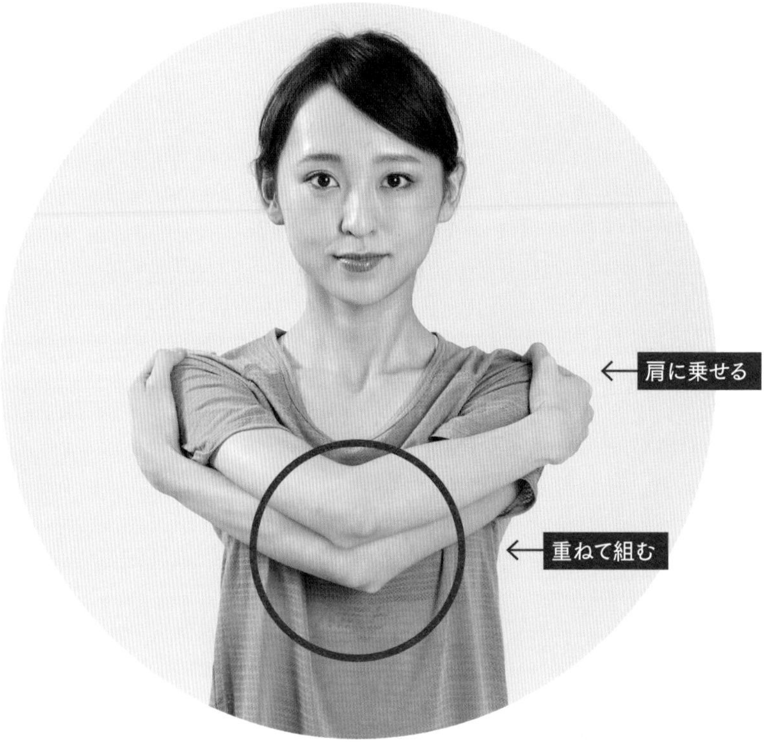

1 肩ゆるめ・上下

両肘を合わせたまま、できるだけ肘を肩より高く上げ、下の手で上の手を上げるように動かします。上下に30往復したら、上下の腕を組み替えて、同じようにおこないます。

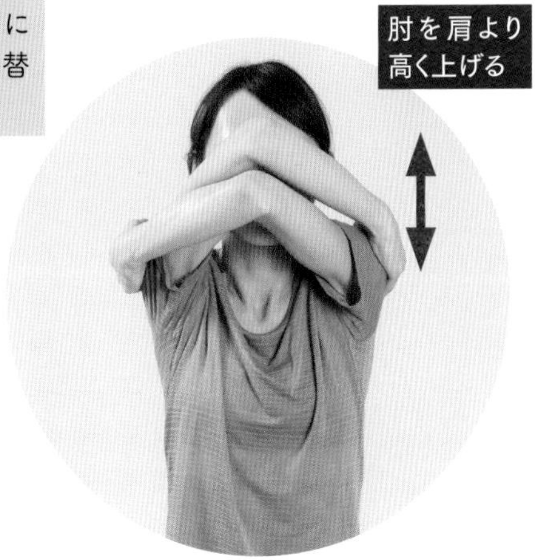

2 肩ゆるめ・まわす

肘で円を描くように回します。右肘が上のときは反時計回り、左肘が上のときは時計回りで回します。30回回したら上下の腕を組み替えて、同じようにおこないます。

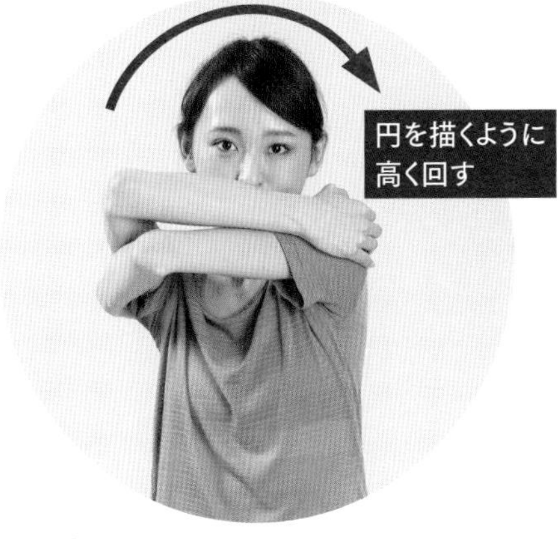

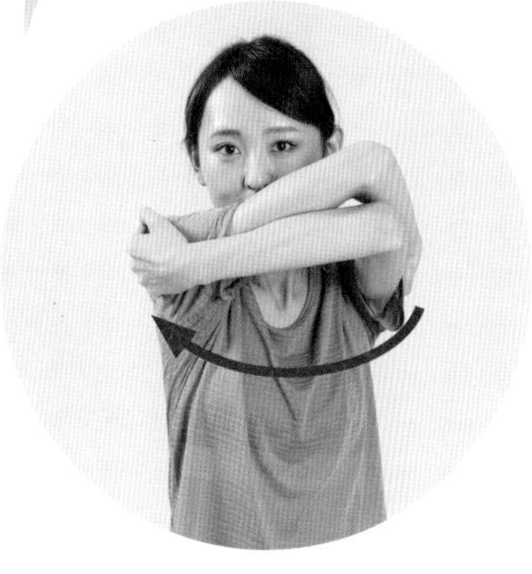

Point

- 肘を動かすときは肘が離れないよう、両肘をつけたままでおこないます。
- 痛むときは可能な範囲でおこない、少しずつ可動域を広げていきます。

毎日おこなう
基本のストレッチ

坐骨神経ストレッチ

ゆるめる部位
坐骨神経

タオルを使って坐骨神経に働きかけ、痛みの原因となる神経の伝導異常の改善を目指します。

仰向けになって片方の足の裏にタオルをかけ、足を上げます。

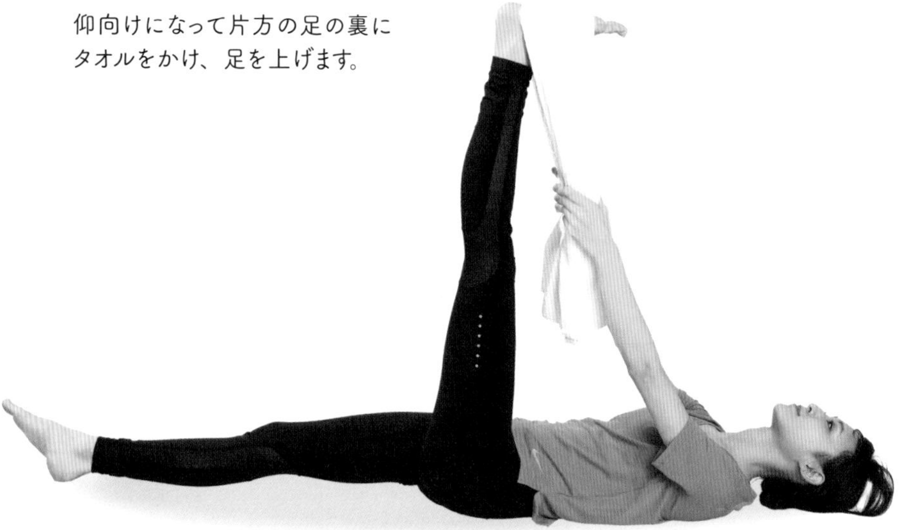

1 足首を手前に曲げて、膝が無理なく伸ばせるところまでタオルを引っ張ります。
30秒キープしたらもとに戻します。

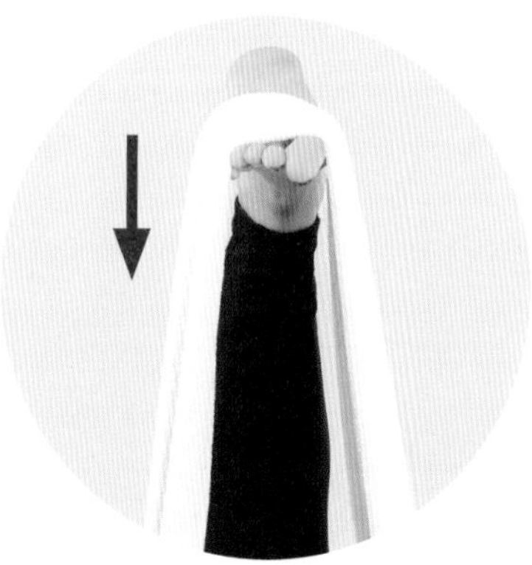

2 総腓骨神経ストレッチ

足裏が内側を向くように足首をたおしてタオルを引っ張り、ふくらはぎの外側（総腓骨神経）と足の甲を伸ばします。30秒キープしたらもとに戻します。

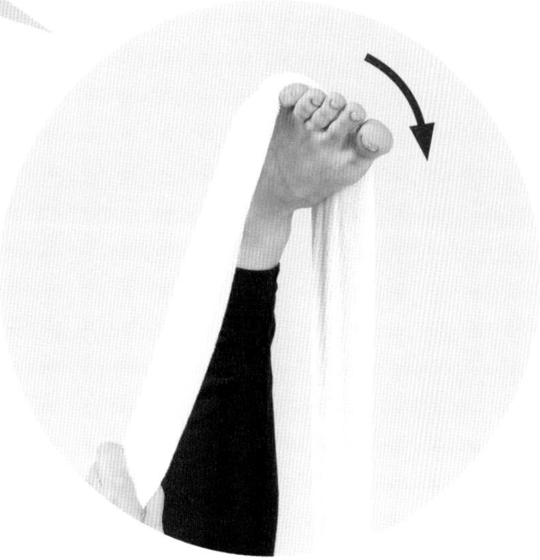

3 脛骨神経ストレッチ

足裏が外側を向くように足首をたおしてタオルを引っ張り、ふくらはぎの内側（脛骨神経）と足の裏を伸ばします。30秒キープしたらもとに戻し、反対側の足でも1〜3をおこないます。

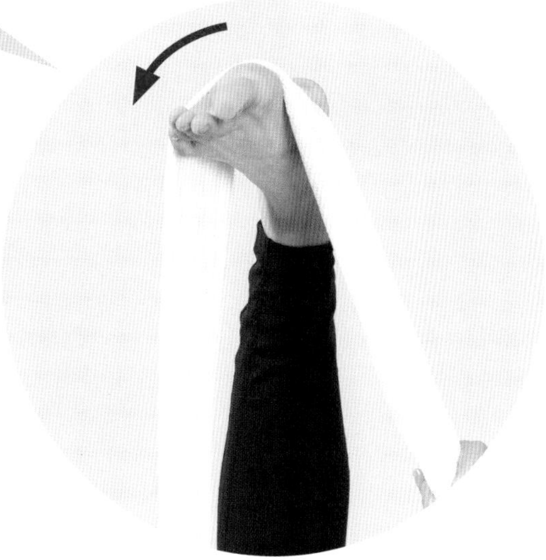

Point

- タオルは長めで伸縮しないものを用意します。
- 膝が無理なく伸ばせる角度までタオルを引っ張ります。

週2回おこなう
筋肉
トレーニング1

バックキック

鍛える部位
大臀筋

仙骨を支える大臀筋を鍛え、仙骨のズレやゆがみを予防して安定させます。

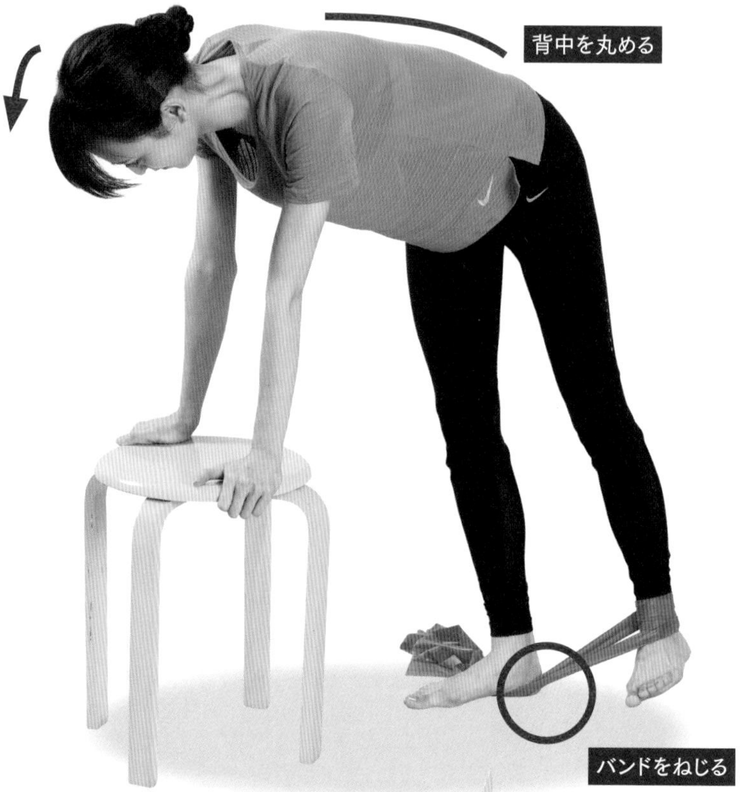

1 バンドを足首にかけ、もう一方の足で踏みます。イスの座面に手をついて、背中を丸めて頭を下げます。

エクササイズバンド（チューブ）

市販のものを使用します。エクササイズバンドにはいろいろな強度のものがあるので、必ず自分の筋力にあったものを使います。

2 バンドをかけた足を後ろに引き上げ、3秒ほどキープしたらもとに戻します。足を後ろに引くときは腰を反らさないようにして、左右の足を10回ずつおこなったら、必ずストレッチ（下写真）をします。

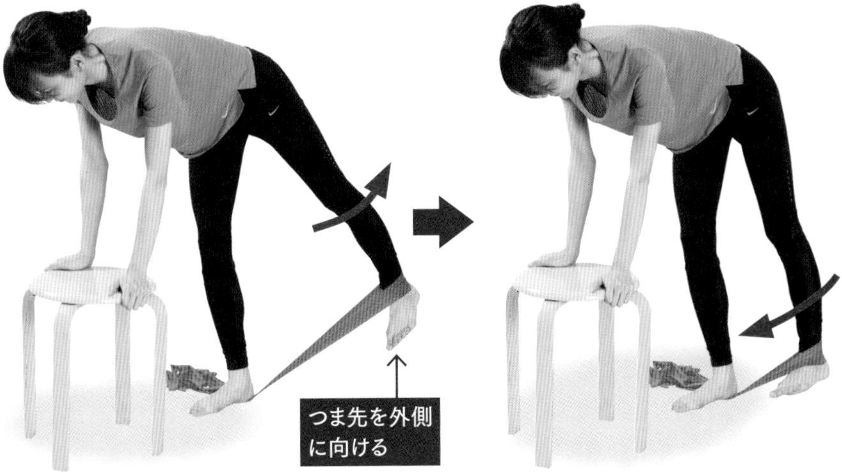

ストレッチ

仰向けに寝て両膝を立て、片方の足の膝に反対側の足の外くるぶしをかけて足を組みます。下になった足のもも裏側に手をかけ、両手で胸に引き寄せます。30秒キープしたら、反対側も同じようにおこないます。

●トレーニング左右10回とストレッチ1回を1セットとして3セット続けておこないます。

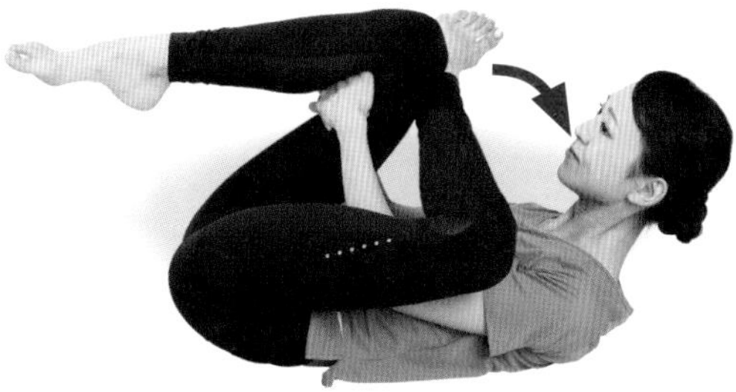

Point

●バンドのねじる回数を増やしたり、2重、3重にすることで、負荷を上げることができます。

週2回の
筋肉
トレーニング2

ハイエルボーローイング

鍛える部位

菱形筋

胸椎と肩甲骨を結ぶ菱形筋を鍛えることで、猫背を防いで身体を安定させます。肩甲骨を引き寄せる筋力をつけます。

1 床に座って膝を軽く曲げ、バンドの中央を両足の裏にかけ、両手でバンドを持ちます。バンドを手に巻くと引っ張りやすくなります。

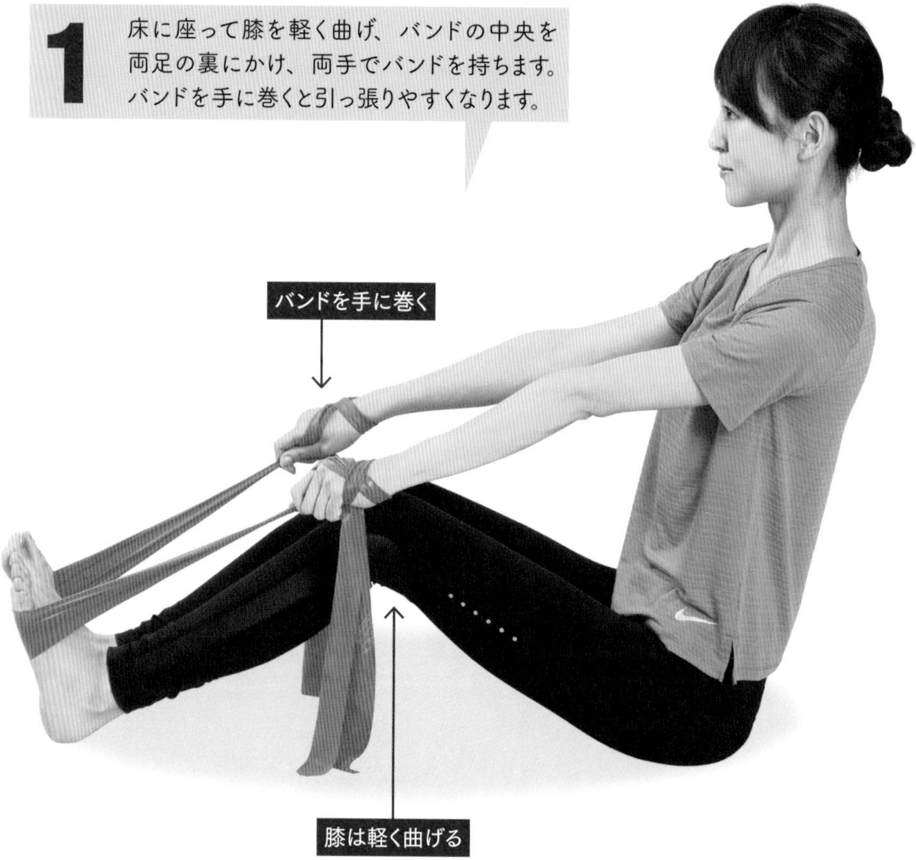

2 胸を開くように両脇を開きながら、肘が肩の高さにくるまで胸を開き、肩甲骨を寄せます。背骨のアーチを残したまま、戻します。10回おこなったら、必ずストレッチをおこないます。

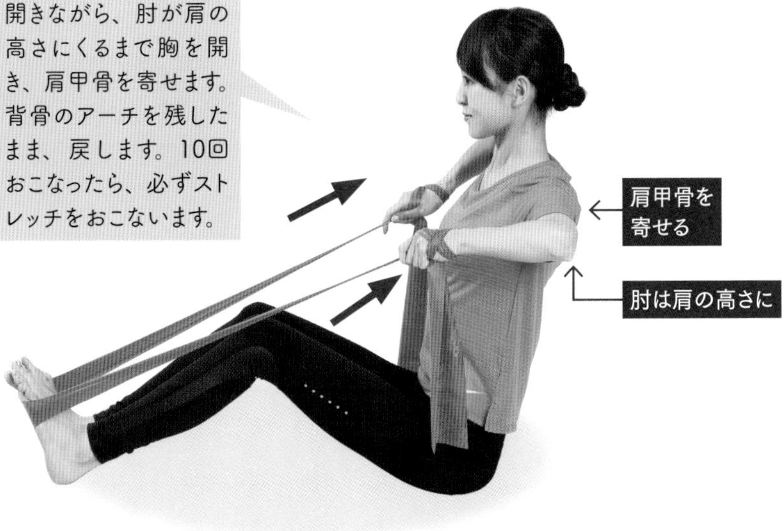

Point

● バンドを引き寄せるときは、両肘と両肩が一直線になるようにします。

ストレッチ

床に座って膝を曲げたまま、胸の前で両手を組みます。組んだ両手の平を前方に突き出しながら背中を丸め、肩甲骨を引き離すイメージで背中を1分ほど伸ばします。
トレーニング10回とストレッチ1回を1セットとして3セット続けておこないます。

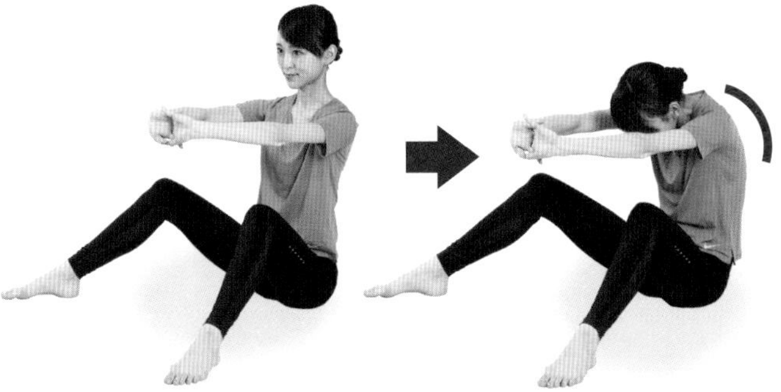

フレイルは寝たきりの予備軍

近頃、「フレイル」という言葉を耳にするようになりました。フレイルとは「虚弱」や「脆弱《ぜいじゃく》」を意味する英語の「Frailty」の日本語訳で、年齢を重ねることで生じやすい心身の衰え全般を指す言葉です。「サルコペニア」(筋量や筋力の低下)や「ロコモティブシンドローム(ロコモ)」(立ったり 歩いたりするための運動器の障害)などの「身体的要素」に加え、孤独や引きこもりなどの「社会的要素」やうつや認知機能の低下といった「精神・心理的要素」が含まれる、多面的な概念です。

この「フレイル」「サルコペニア」「ロコモティブシンドローム(ロコモ)」の解説に必ず出てくるキーワードは「加齢とともに筋力が落ちる」ですが、身体のいろいろなところは老化しても筋力に関しては、筋トレの種目･強度･頻度を正しくおこなっていれば歳をとっても筋肉は落ちません。

筋トレをしないから筋肉が落ちるのです

歳は関係ありません (20ページ参照)

とはいってもすぐに筋肉はつきません。その間、背骨がゆがみ、身体のあちこちに痛みや不調があれば活動も消極的になります。またその原因がわからず何をやっても治らないともなると身体の問題から心のダメージとなり精神的にも孤独感やうつなどを招くといった悪循環に陥る場合もあります。

要介護者の多くは、こうしたフレイルの時期を経て徐々に介護が必要な状態へと移行しているため、**フレイルは健常な状態から要介護への中間段階といわれています。**

そのまま進めば寝たきりの予備軍となってしまうフレイルですが、一方で筋トレの種目・強度・頻度を正しくおこなっていれば健常な状態に戻ることができる時期でもあります。本来の健康状態の身体であるならば、心も健康になるのです。そして充実して生活にもハリが出ます。

フレイルを予防して要介護者とならないためにも、まず日々の背骨コンディショニングで固まった関節をゆるめ、ゆがんだ背骨を矯正し、何よりも背骨を支え、また「身体活動」のまさしく原動力である筋力の向上をおこなう習慣を身につけましょう。

Part 4

症状を改善する矯正運動

不眠、頭痛
を予防・改善する

アトラス矯正

矯正する部位

頚椎1番
(アトラス)

頭蓋骨のすぐ下にある頚椎1番（アトラス）に働きかけて頚椎のゆがみを正します。

動画で解説!

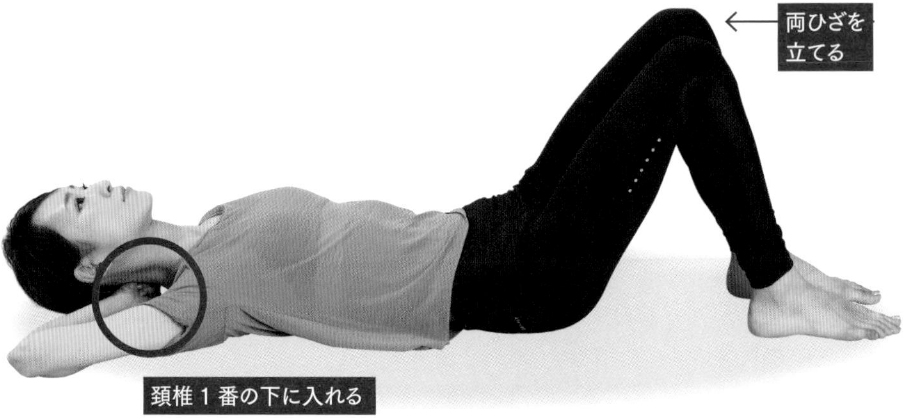

1 仰向けになって両足を肩幅程度に開いて膝を立て、こぶしを頭蓋骨のすぐ下（頚椎1番）の下に入れます。こぶしの代わりに仙骨枕をあててもかまいません。

Point

● こぶしをひとつでおこなう**2**は頚椎1番の後方へのズレを矯正し、こぶし2つでおこなう**3**は左右のねじれを矯正します。

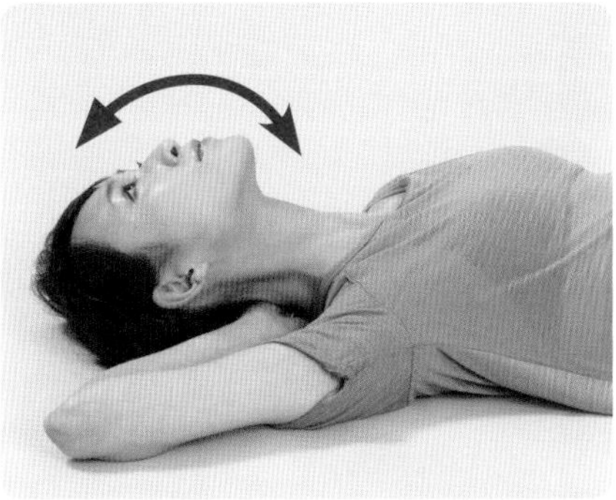

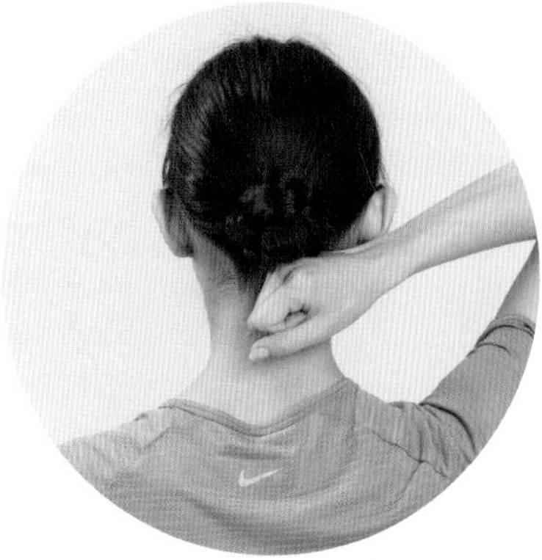

こぶしひとつを入れる

2 第1頚椎にこぶしを押しつけるようにして、あごを上下に30往復動かします。

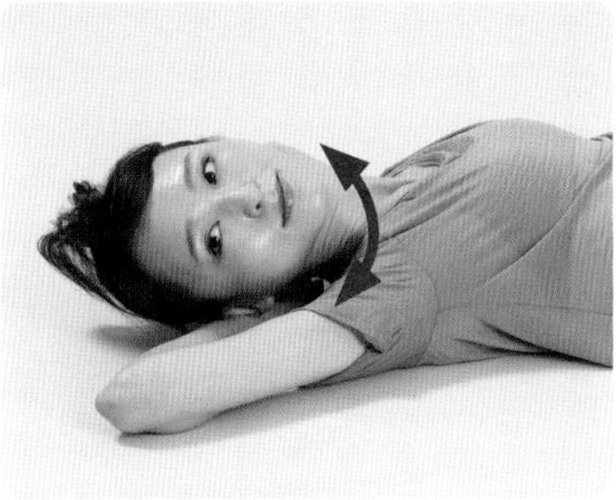

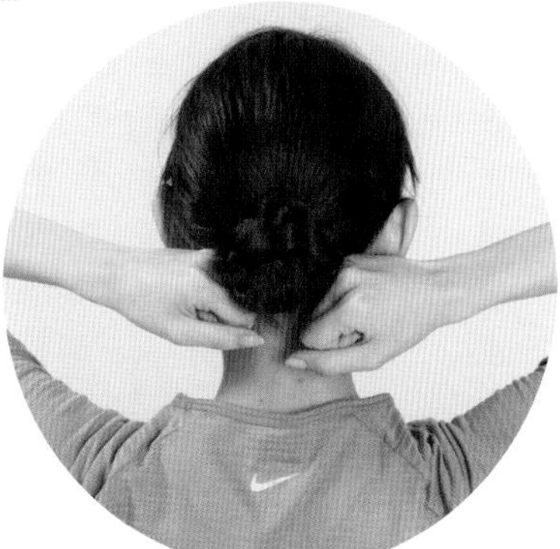

両手のこぶしを入れる

3 第1頚椎に両手のこぶしを押しつけるようにして、頭を左右に30往復動かします。

仙骨枕®

こぶしの代わりに骨に効果的に働きかけて矯正する「仙骨枕®」をおすすめします。また、タオルを丸めて入れても構いません。仙骨枕のお問い合わせは：https://www.senbone-c.org/

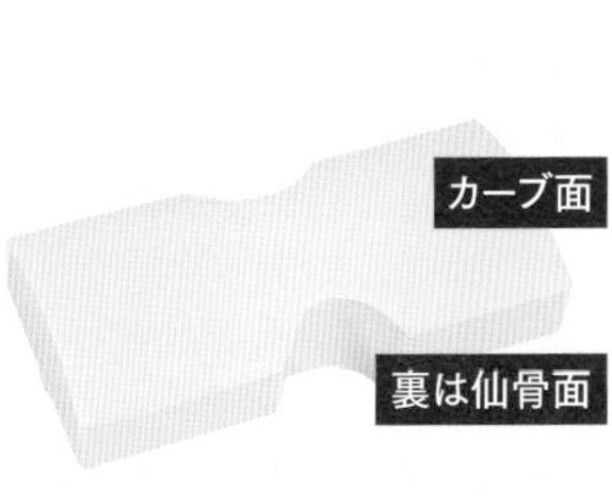

花粉症、喘息、アトピー性皮膚炎を予防・改善する

胸椎上部はめ

矯正する部位

胸椎上部

胸椎上部をゆるめて胸椎のゆがみを矯正し、自律神経の伝導異常を改善します。

動画で解説!

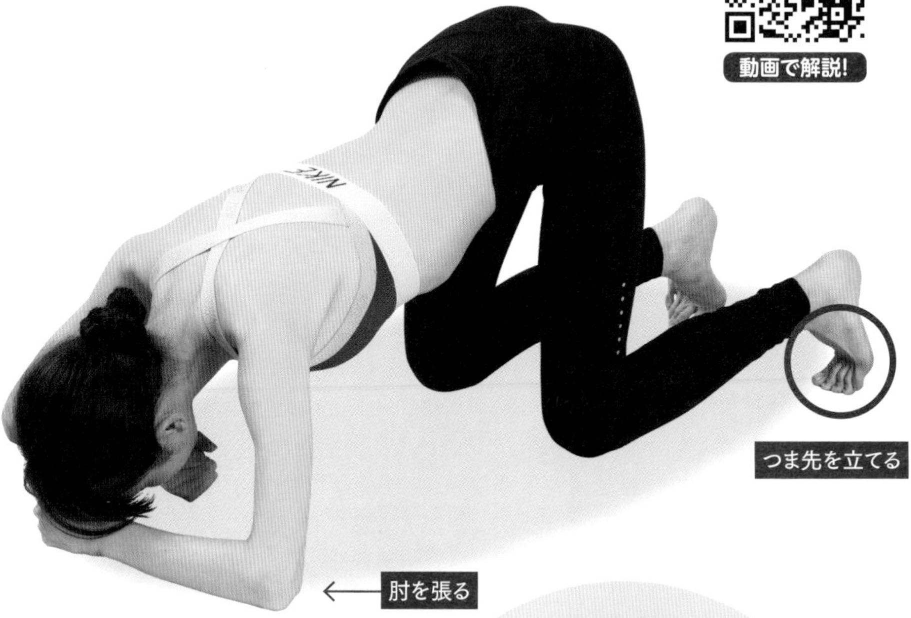

1 四つ這いになってつま先を立て、額とあごの下にこぶしを入れます。できるだけ両肘を張って肩甲骨を寄せます。

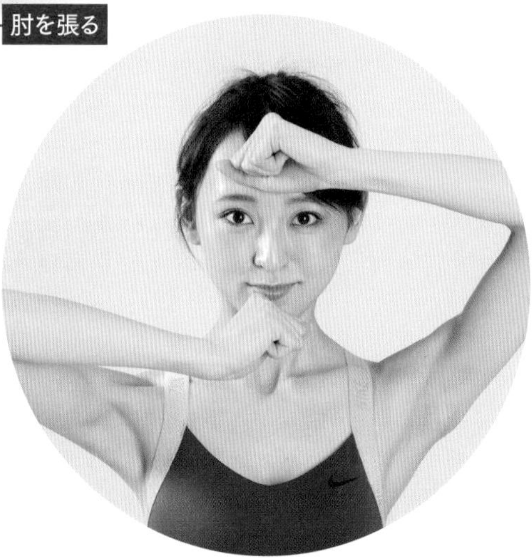

額とあごの2点にこぶしをあてる

2 額とあごはこぶしにつけたまま、肩を丸めて肩甲骨を開きます。

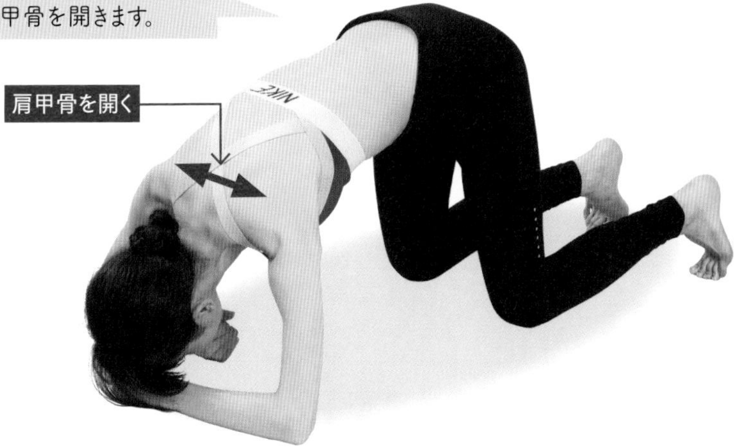

3 額とあごでこぶしを押し、肩甲骨を寄せ胸を床に押しつけます。**2**と**3**を15回おこなってから、両手の位置を入れ替えて同じように15回おこないます。

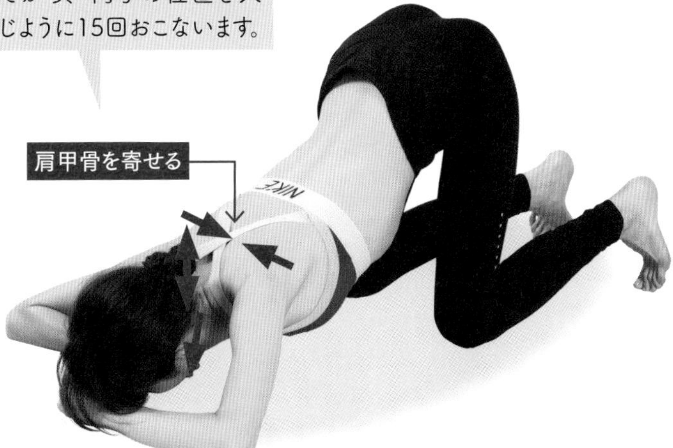

Point

- 肩甲骨を意識しながら、肩甲骨を開くときもできるだけこぶしから顔を離さないようにします。
- こぶしを2点にすることで、頭蓋骨を安定させ、より効果的に胸椎上部に働きかけます。

自律神経
を整えるストレッチ

星状神経節ストレッチ

ゆるめる・矯正する部位

頸椎・星状神経

頸椎と頸椎の前（喉側）にある星状神経に働きかけて神経をほぐし、頸椎を矯正します。

動画で解説!

1 両手を肩幅より広げて四つ這いになり、両足のつま先を立てます。両肘を90度に曲げて、できるだけ肩甲骨を寄せます。

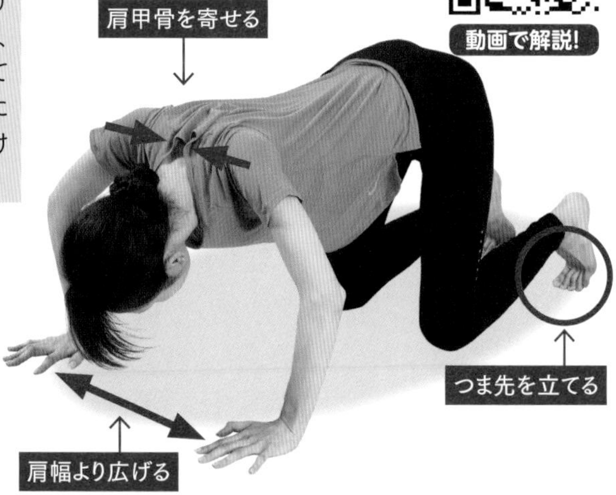

2 肩甲骨を寄せたまま、頭を片側の腕の下へ揺らすようにして潜りこませます。片側を30回おこなったら、反対側も同じようにおこないます。

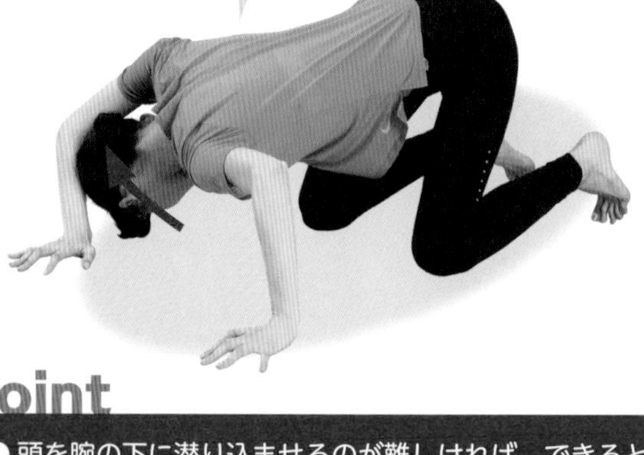

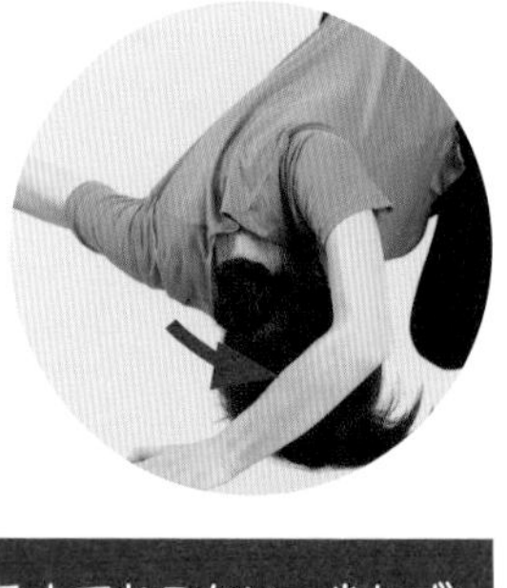

Point

● 頭を腕の下に潜り込ませるのが難しければ、できるところまでおこない、少しずつ可動域を広げていきます。

肩こりを予防・改善する 頸椎7番はめ

矯正する部位

頸椎7番

後ろにずれた頸椎に働きかけて、首の土台となる頸椎7番の後方変位を矯正します。

動画で解説!

1 四つ這いになって両足のつま先を立て、両手のこぶしを重ねた上に、あごを前に出して乗せます。両肘を張って、できるだけ肩甲骨を寄せます。

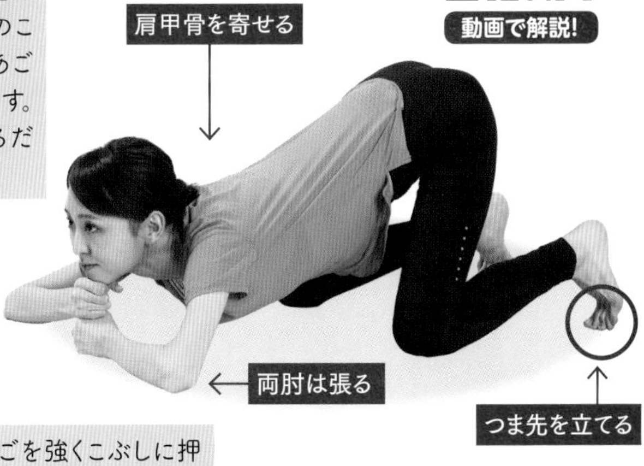

2 頸椎7番を意識し、あごを強くこぶしに押しつけ、そのまま首を反らせるようにして上を向きます。15回おこなったら、こぶしの上下を入れ替えて15回おこないます。

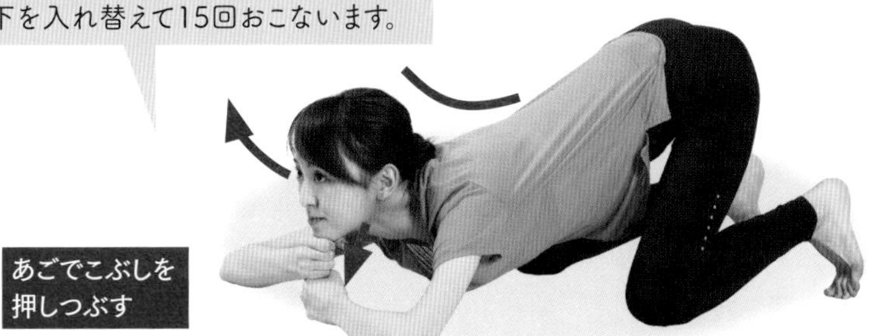

バリエーション

慣れてきたら、両肘を斜め前に上げるようにおこないましょう。

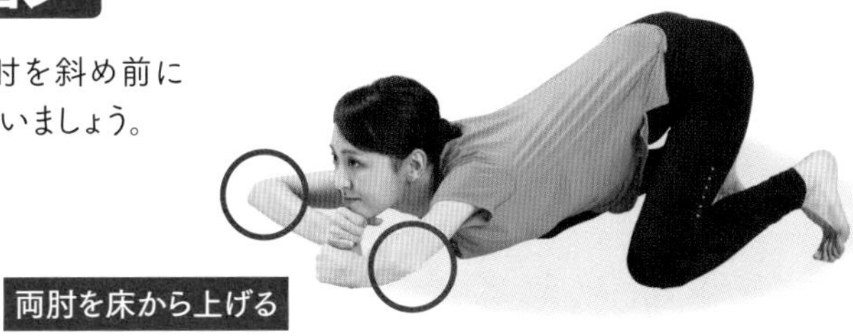

首の痛み
を予防・改善する

首ねじり片手補助

ゆるめる・矯正する部位

頸椎

首をねじって体重をかけることで頸椎を効果的にゆるめ、ゆがみを矯正します。

動画で解説!

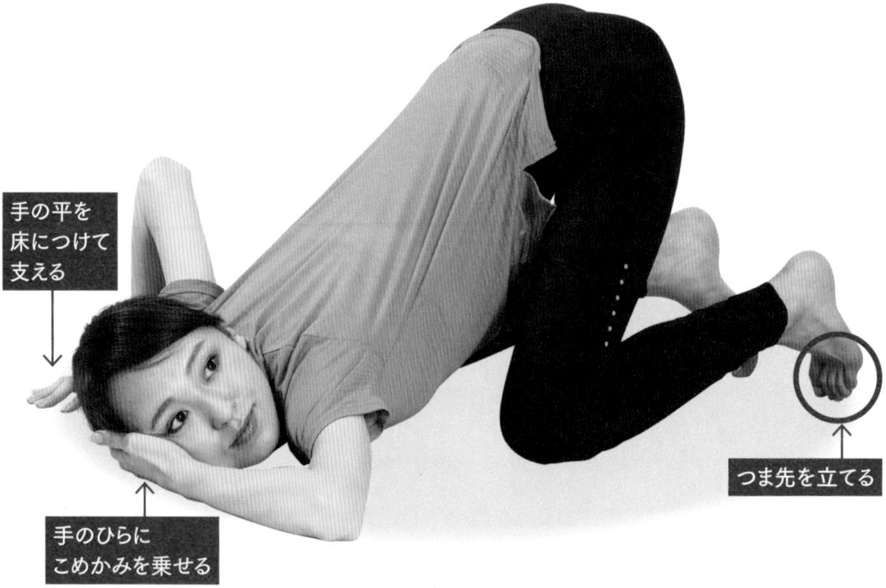

1 片手をこめかみにあて、首をひねります。そのまま床に手の甲をつけて四つ這いになって両足のつま先を立て、あごを床につけます。

2 こめかみは片手に乗せたまま、あごを上下させて首を曲げ伸ばします。30往復おこなったら、反対側も同じようにおこないます。

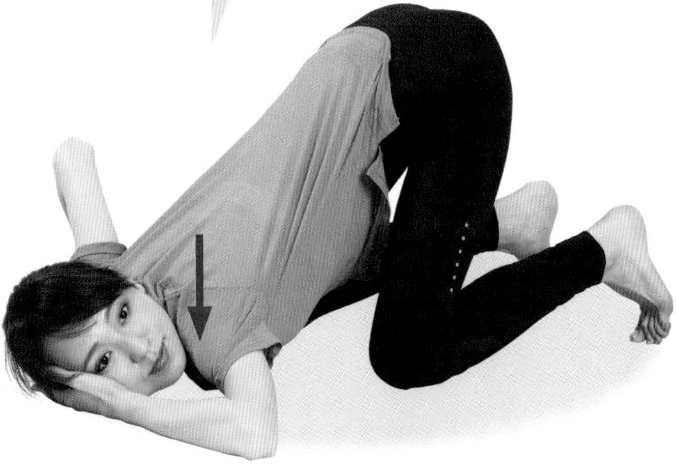

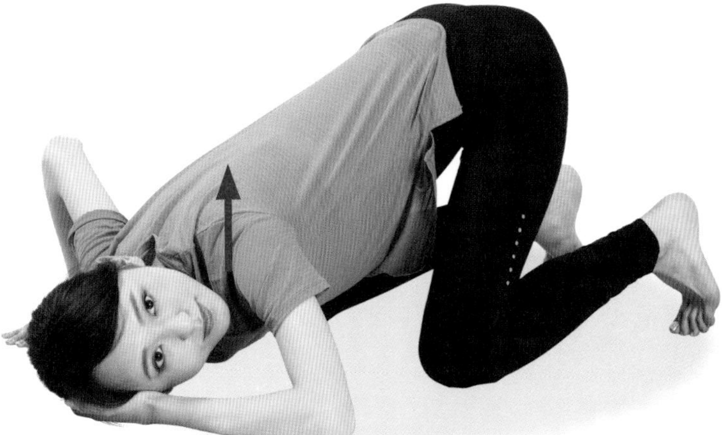

Point

- こめかみを乗せていない手は、できるだけ体重がかかり過ぎないように手の平を床につけて支える。
- あごを床につける場合、無理をせず痛みの出る手前で止めてください。

腰痛、
脊柱管狭窄症
を予防・改善する

両足カエル

矯正する部位

仙骨

タオルと自分の体重を使って仙腸関節に効率的に働きかけ、後ろにずれた仙骨を矯正します。

動画で解説!

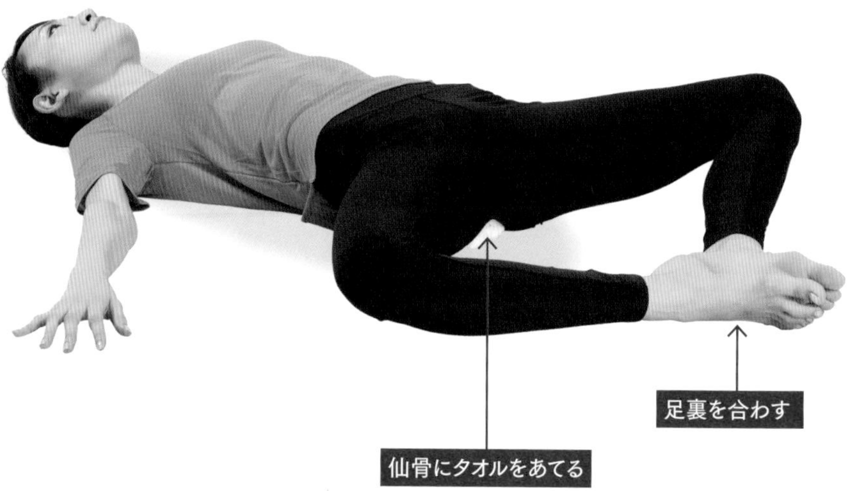

1 仰向けに寝て、丸めたタオルを縦にしてお尻の中央・仙骨にあてます。両手は身体の脇に広げ、両足を外側に開き（カエル足）、足の裏を合わせます。仙骨枕（P65参照）を使う場合は、縦置きにして仙骨面（P78参照）をあてます。

タオルの巻き方

動画で解説!

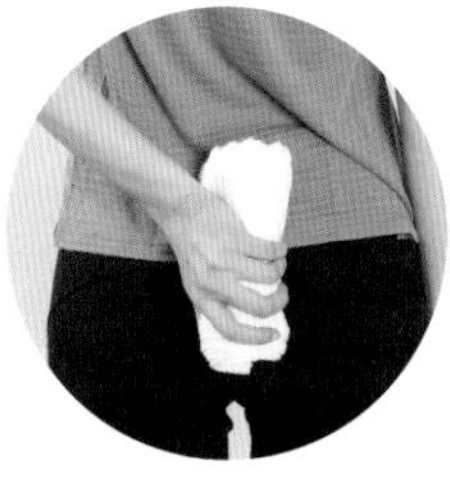

2 仙骨をタオルに押し込むようにしながら腰を左右に揺らし、30往復します。できるだけ膝の外側が床につくまでたおします。

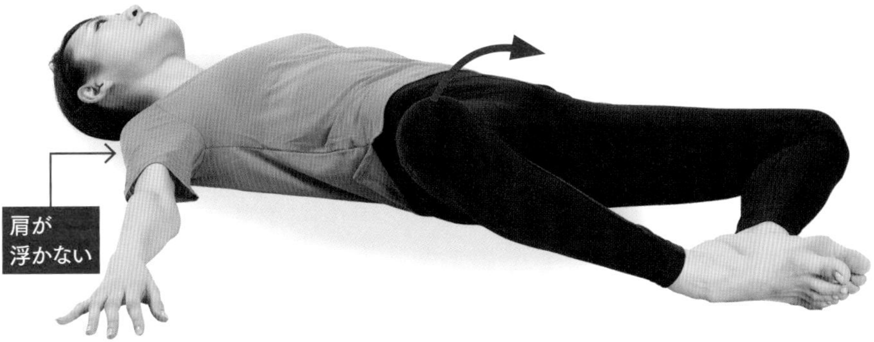

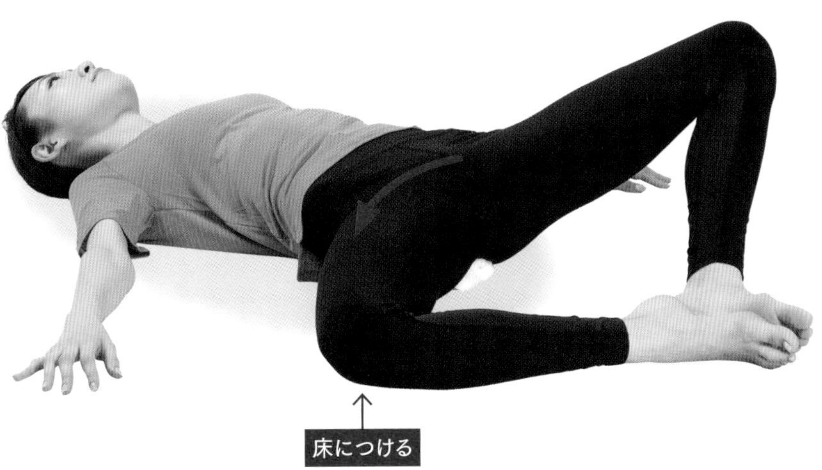

Point

- 両足はできるだけ広げ、腰を動かすときも足の裏が離れないように注意します。
- 床につけた膝を戻すときは上体を動かさず、反動で戻さないようにします。

腰痛、
脊椎管狭窄症
を予防・改善する矯正運動

開脚膝たおし

矯正する部位

腰椎

タオルと自分の体重を使って腰椎に働きかけ、ゆがんだ腰椎をほぐして矯正します。

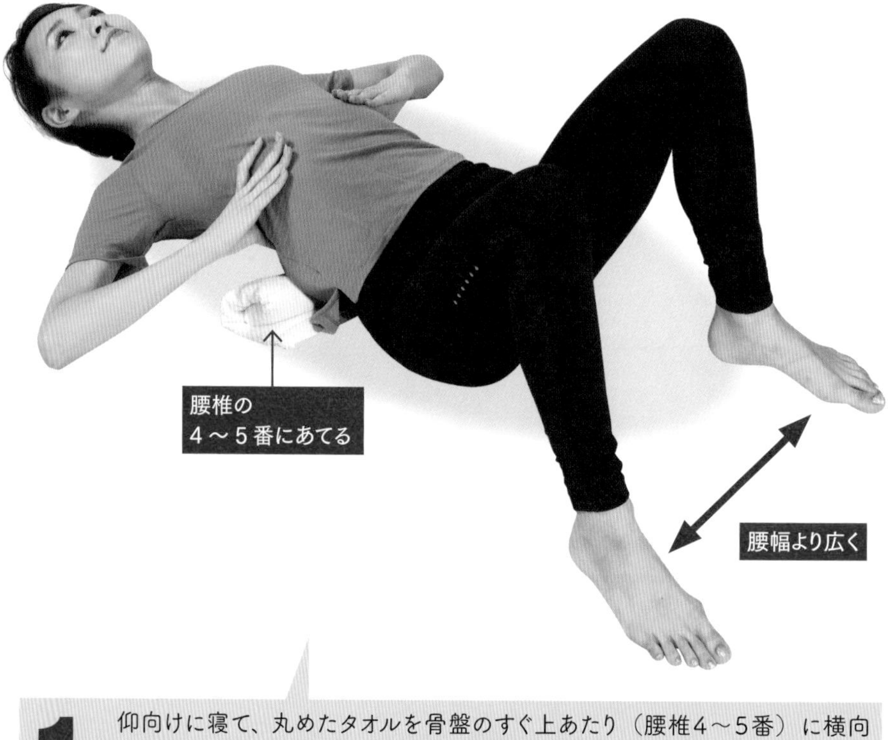

1 仰向けに寝て、丸めたタオルを骨盤のすぐ上あたり（腰椎4～5番）に横向きに入れて両膝を立て、両手を胸の横にそえます。仙骨枕を使う場合はカーブ面をあてます。

2 両肩を床につけたままできるだけ膝の内側を床につけるようにたおし、3秒ほどキープしたらもとの位置に戻します。

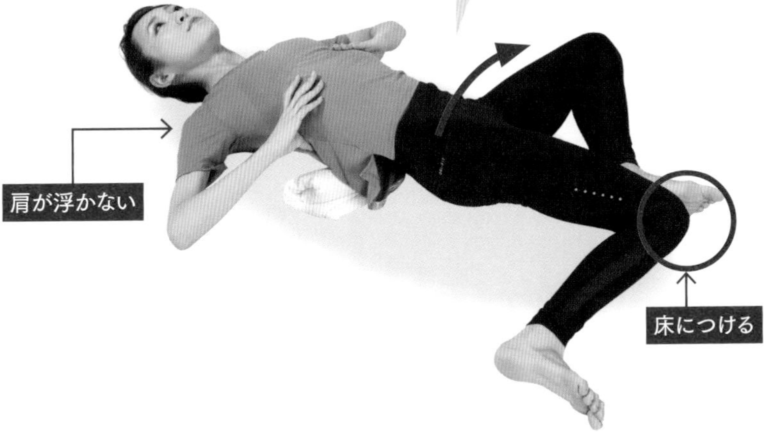

3 次に膝の外側を床につけるようにし、たおします。左右30往復おこないます。

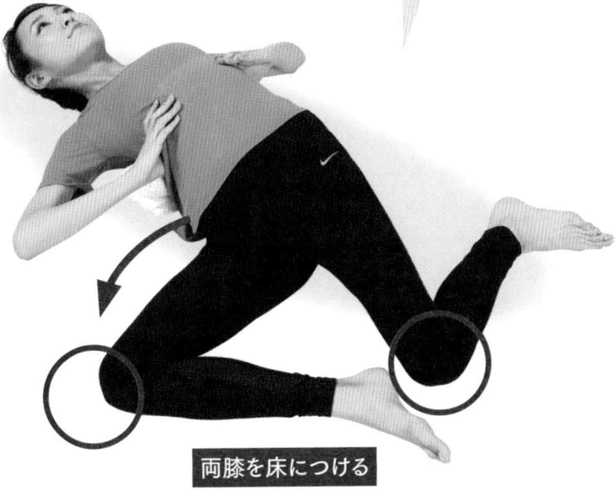

Point

- 背中が痛む場合は、タオルや仙骨枕を入れずにおこないます。
- 膝をたおすときは上体をできるだけ動かさず、肩が浮かないように注意します。

股関節痛
を予防・改善する
矯正運動

ランジねじり

矯正する部位
股関節

手を使って大腿骨を外側にねじり、体重をかけることで股関節のゆがみを矯正します。

動画で解説!

1 片膝立ちになって後ろ足の膝をついたら、つま先を内側に入れます。前に出した膝に同じ側の手を添え、もう一方の手は後ろ足の大転子（股関節の横にある、大腿骨の外側の出っ張り）の約5cm下を押さえます。

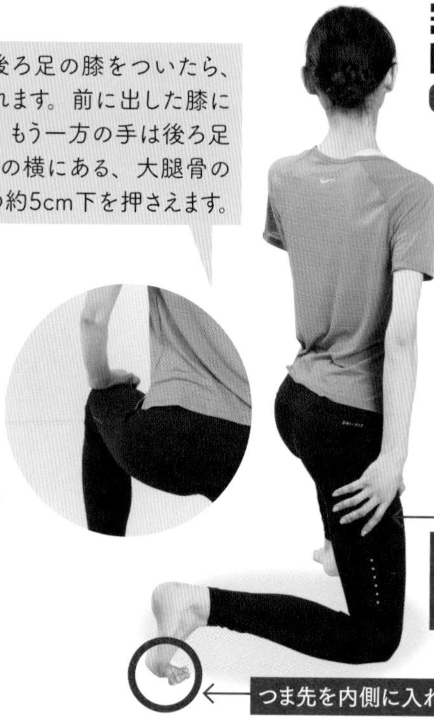

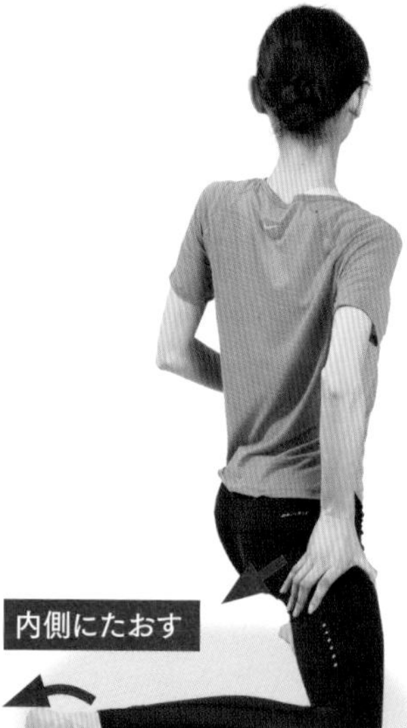

2 後ろ足の踵を床につけるようにして内側にたおし、押さえた手で斜め下に押して戻します。30往復おこなったら、反対側も同じようにおこないます。

Point

- 後ろ足は、できるだけ踵が床につくようにたおします。つかない場合は無理をせず、できる範囲でおこなってください。
- 前に体重をかけるときは、股関節を正しい位置に〝はめる〟ような動作でおこないます。

膝痛
を予防・改善する
矯正運動

膝タオル

ゆるめる部位
膝

タオルを使ってテコの作用を利用することで、膝に効果的に働きかけて膝関節をゆるめます。

1 両足を揃えた立ち膝になり、片方の膝裏に丸めたタオルを挟みます。

2 膝の後ろでタオルを挟むように腰を上下させます。30往復おこなったら、反対側も同じようにおこないます。

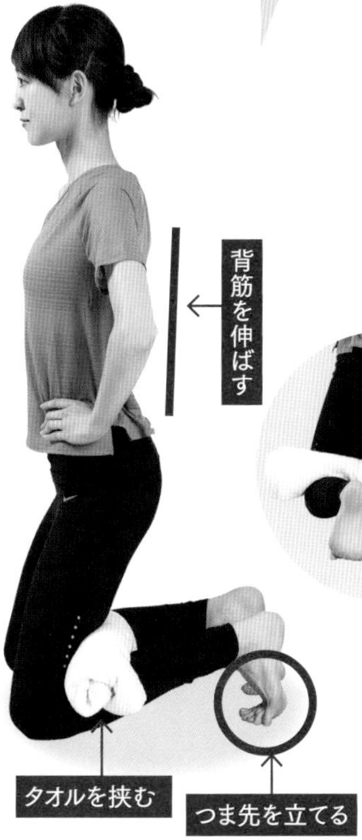

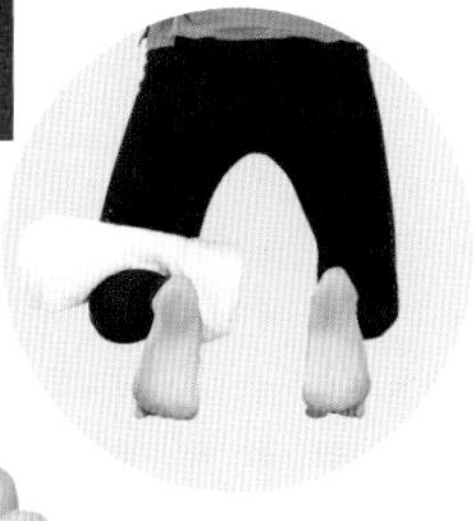

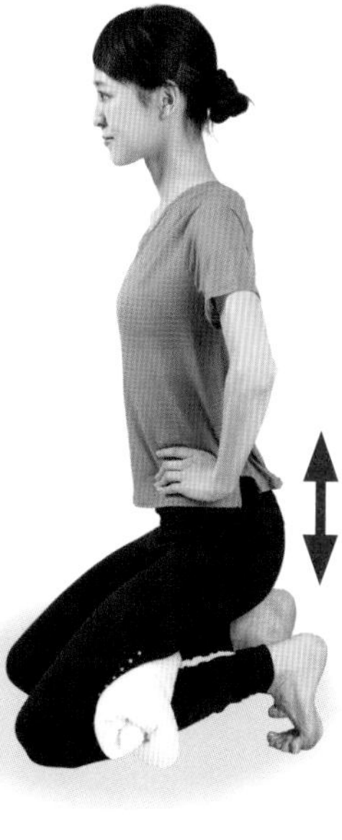

Point

- 腰を上げるときは、反動をつけずにおこないます。
- 補助でイスを使う場合もできるだけ足の力を使って立ち上がります。

バリエーション

腰の上下がキツく、スムーズにいかない場合は、イスに片手をついておこないましょう。

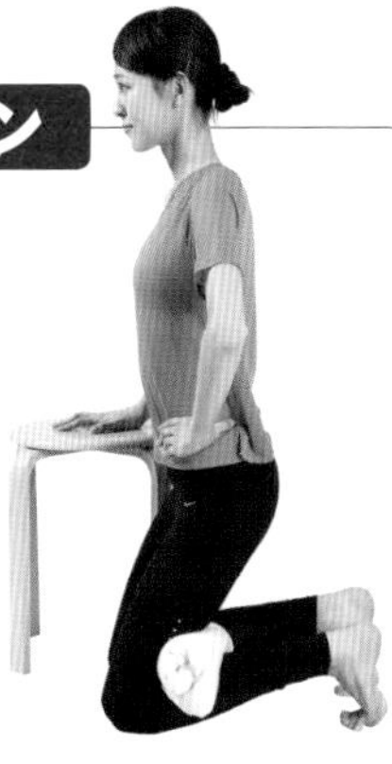

足のしびれ
を予防・改善する
矯正運動

お尻ゆりかご

矯正する部位

仙骨

タオルと自分の体重を使うことで効果的に仙腸関節をゆるめ、仙骨のズレを矯正します。

1 仰向けに寝て、丸めたタオルを縦にしてお尻の中央に入れます。腰幅に足を開き、両膝を立てます。仙骨枕を使う場合は、仙骨面に仙骨をあてます。

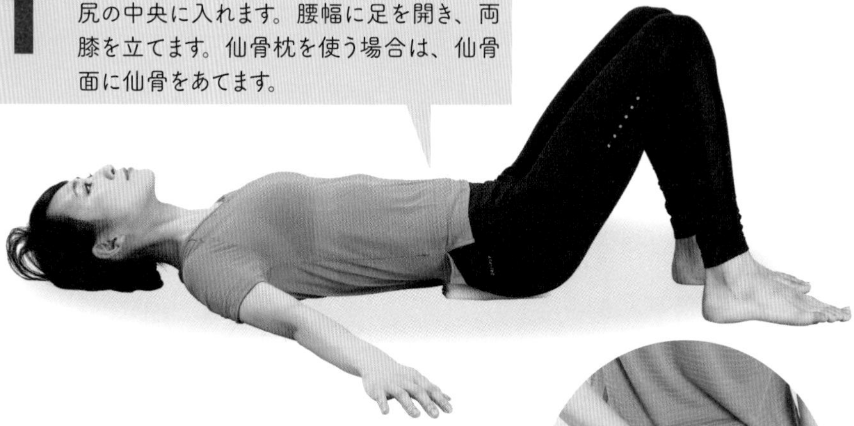

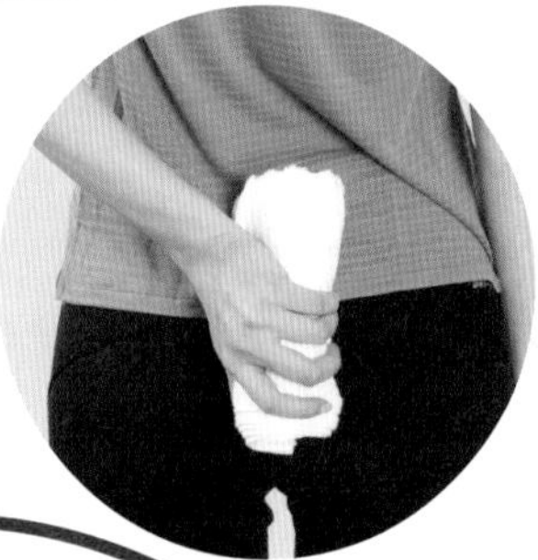

2 タオルに仙骨を押し込むようにしながら、腰を左右に30往復揺らします。

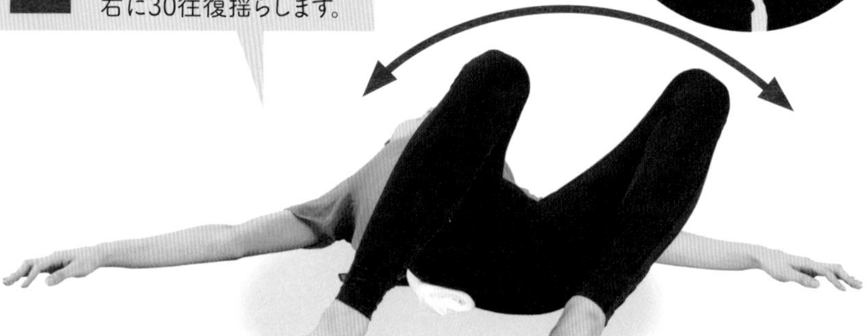

Point

● 腰を揺らすとき、床に置いた両手が床から離れないように注意します。

Part 5

筋力トレーニング

筋力トレーニングをおこなう前に

背骨のゆがみは、正しい姿勢を支えるだけの筋力がないことが原因です。せっかく矯正した骨を再びゆがませないためにも、筋力をつけることが必要です。筋力トレーニング（筋トレ）は正しい『頻度』と『強度』でおこなえば年齢に関係なく筋力がつきます。筋トレで１回ギリギリ上がる重さのことを最大挙上重量といいます。骨格を支えるには速筋を強化する必要があり、最大筋力の50パーセント以上の負荷をかけ、10回しか繰り返せないような負荷（強度）でおこないます。何度か試して10回目できついと感じるバンドを用意して、毎回調整しながらおこないます。

注意事項

- 正しいトレーニングフォーム、目的部位を意識して、反動を使わないようにおこないます。
- トレーニング中は、呼吸を止めずにおこないます。
- トレーニング後はストレッチを必ずおこないます。（トレーニング＋ストレッチ＝1セット）
- 筋肉への刺激を慣れさせないように負荷を漸進的に上げていきます。
- 効果が出るには2〜3ヵ月かかります。まずは２ヵ月頑張りましょう。
- 筋力を強化するには負荷と休息が必要です。筋トレの頻度は週2回までとしてください。

これからおこなうトレーニングの回数は

各トレーニング10回+ストレッチ1回＝ 1セット ×3セット

おこなってください。

※バックエクステンションは左右3回ずつで1セット。

正しい負荷でおこなう筋力トレーニング

筋力トレーニングで大切なことは、自分の筋力に合わせた負荷をかけておこなうことです。以下のプログラムに従って週2回のペースでトレーニングをおこない、負荷を段階的に上げていきながら効率的に筋力をアップしましょう。同じやり方を続けると効果が出にくくなるため、２ヵ月ごとに刺激を変えておこなうようにします。

筋力トレーニング中・長期プログラム

期間	引っ張る（ポジティブ）	キープ	戻す（ネガティブ）	回数	
基礎トレーニング（最大筋力の70〜75%）					
10週間＝2ヵ月	2秒	3秒	2秒	10×3セット	10週間＝2ヵ月
バルクアップトレーニング（筋肉増大）最大筋力の80〜85%					
1〜2週目	4秒		2秒	6×8回×2〜3セット	10週間＝2ヵ月
3〜4週目	6秒			6×8回×1〜2セット	
5〜6週目	8秒				
7〜8週目	10秒			6×8回×1セット	
9〜10週目	12秒				
パワートレーニング　最大筋力の80〜87%					
1〜2週目	1秒		1秒	6〜8回×3〜4セット	10週間＝2ヵ月
3〜6週目				5回×5セット	
7〜10週目				5回×6セット	

６ヵ月で１サイクルとして、このサイクルを繰り返します。

- ●ポジティブ　筋肉が縮みながら力を発揮する動作。
- ●キープ　筋肉が縮んだ状態で、動作を起こさず力を発揮する。
- ●ネガティブ　筋肉が伸ばされながら力を発揮する動作。

※この本で紹介しているトレーニングの回数は、基礎トレーニングの回数です。それ以上を目標とする場合は、上記の表を参照におこなってください。

頭痛、不眠
を予防・改善

チンイン

鍛える部位

首

枕やクッションの反発力を使って、首まわりの筋肉を鍛えます。

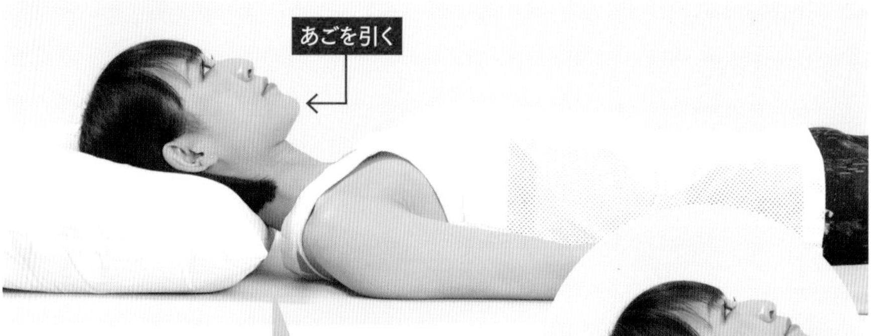

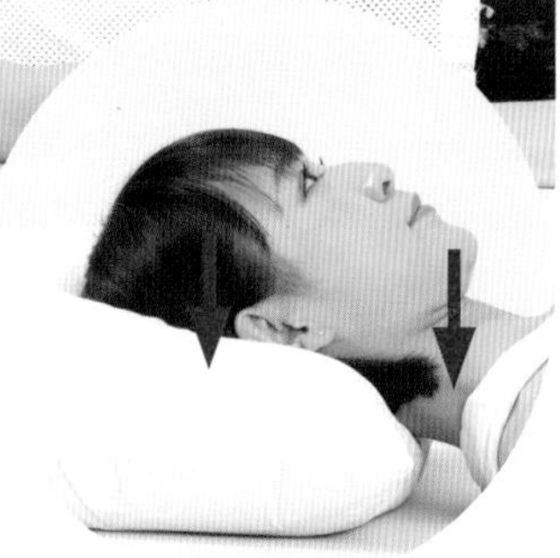

1 柔らかい枕かクッションに頭を乗せて仰向けになり、あごを引きます。
あごを引いたまま、頭を枕に押しつけ、そのまま力を抜いてもとに戻します。
10往復繰り返します。

ストレッチ

両手で後頭部を覆い、後ろで両手を組みます。背筋を伸ばしたまま、あごを引きます。
30秒ほどキープ。

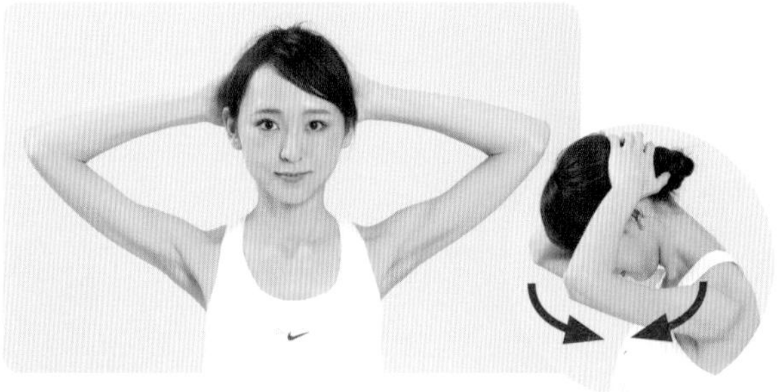

トレーニング10回＋ストレッチ1回を1セットとして3セットおこないます。

Point

● 頭を枕に押しつけるときは、肩を動かさないように注意します。

花粉症、アトピー性皮膚炎、喘息を予防・改善

リアデルト

鍛える部位
菱形筋・三角筋後部

バンドの負荷を使って菱形筋を鍛え、内側にねじれた〝巻き肩〟を正しい位置に矯正します。

1 背筋を伸ばして床に座り、バンドの中央を足裏にかけて両手で持ちます。

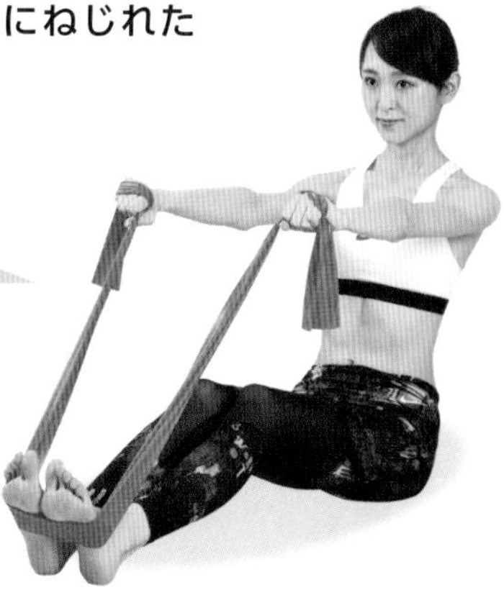

2 胸を開いて肩甲骨を寄せるように両手を広げ、肘を伸ばしたまま腕を肩の高さで3秒ほどキープ、胸を張り、背筋を伸ばしたまま腕を戻します。
10回繰り返します。

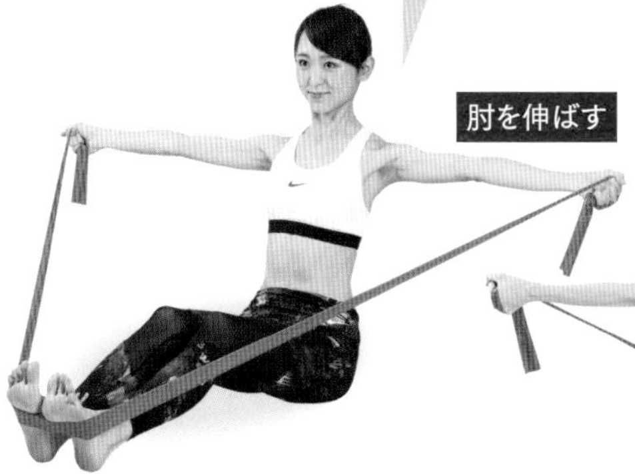

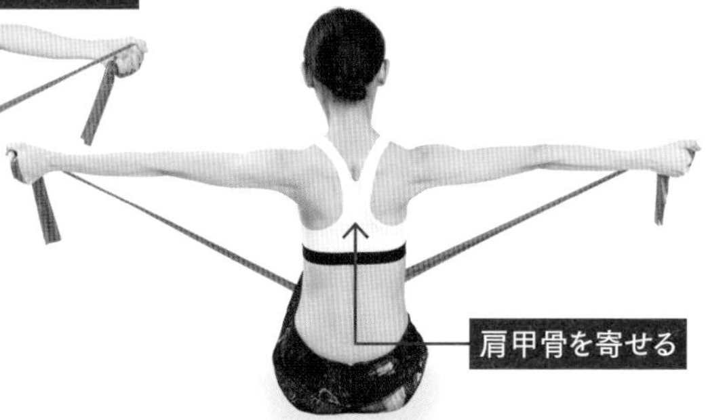

ストレッチ

両手を胸の前で組み、その両手を身体の前方に突き出しながら背中を丸めます。肘は軽く曲げたまま横へ張り、肩甲骨を引き離します。
写真はP91「外旋ローイング上下」のストレッチを参照ください。

Point

● 腕を広げるときは肘を肩の高さに保ち、肩甲骨を意識しながら胸を開きます。

自律神経を整えて
ストレス
を予防・改善

バックエクステンション

鍛える部位
脊柱起立筋

背中の筋肉とともに、お尻や太ももの裏側など、身体の背面全体を鍛えます。

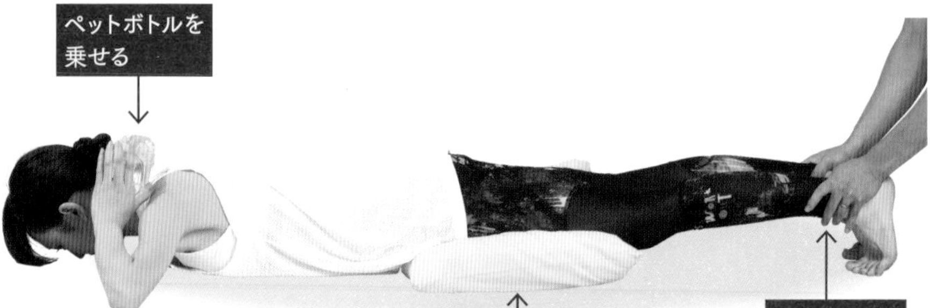

1 2人1組になり、ひとりが腰の下にクッションを入れてうつ伏せになり、首にペットボトルなどの重りを乗せます。もうひとりは足を押さえて補助します。

Point

- 反動を使うと腰を痛めることがあるため、反動は使わずにゆっくりとした動作を心がけます。
- クッションは肋骨にあたらないように腰の下に入れます。

2
上体を反らして3秒ほどキープして戻します。

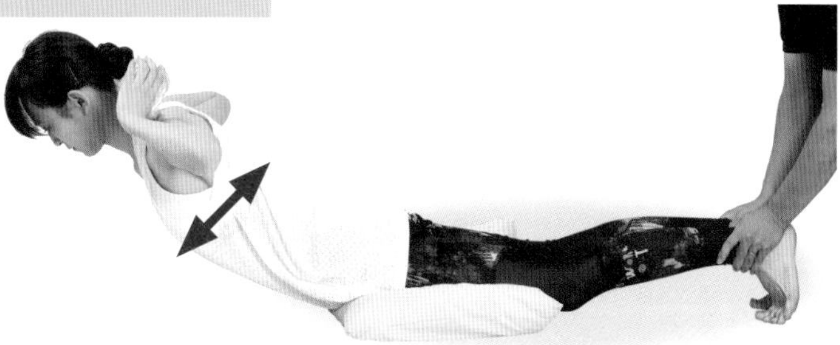

3
次に身体を左にねじって上げ**1**に戻します。**2**と**3**を3回繰り返したら、右ねじりも同じように3回おこないます。

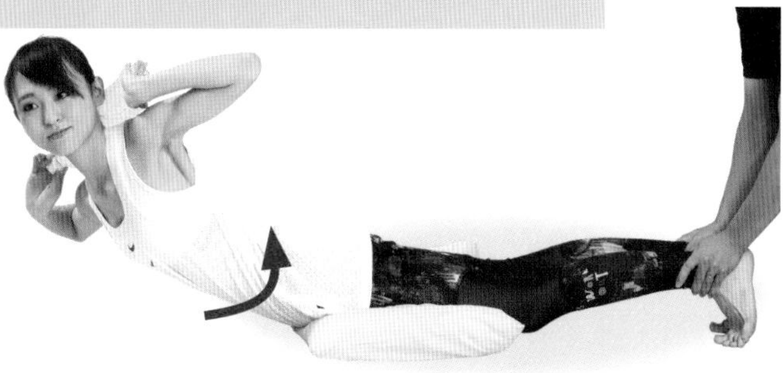

ストレッチ

両足をできるだけ広げ床に座り、腕を前に出して頭を下げます。つぎに身体を片方の足にかぶせるようにねじって20秒ほどキープします。反対側も同じようにおこないます。
トレーニング左右3回＋ストレッチ1回＝1セット×3セット

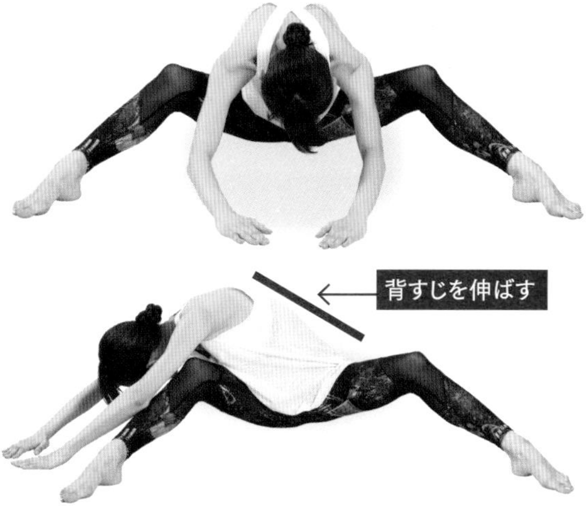

肩こり
の予防・改善

アップライトローイング

鍛える部位
肩や背中の
筋肉・頚椎

バンドの負荷を使って背中の筋肉を鍛え、ゆがんだ頚骨７番にも働きかけます。

1 足を肩幅に広げ、片足を軽く前に出して立ちます。前足でバンドの中央を踏み、バンドをクロスさせて両手に持ちます。

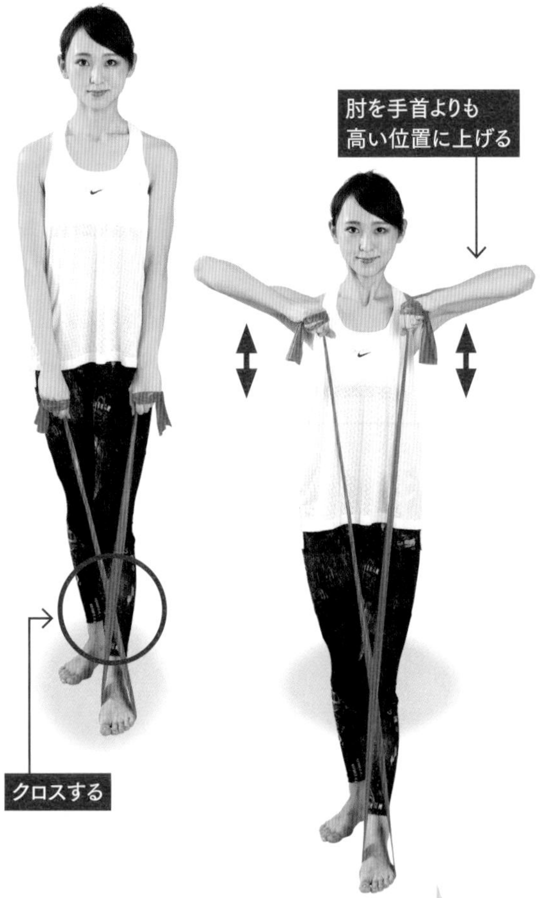

ストレッチ

左手を後に回し、右手で手首をつかみ引っ張り、30秒キープし戻します。首は右側にたおします。反対も同様におこないます。

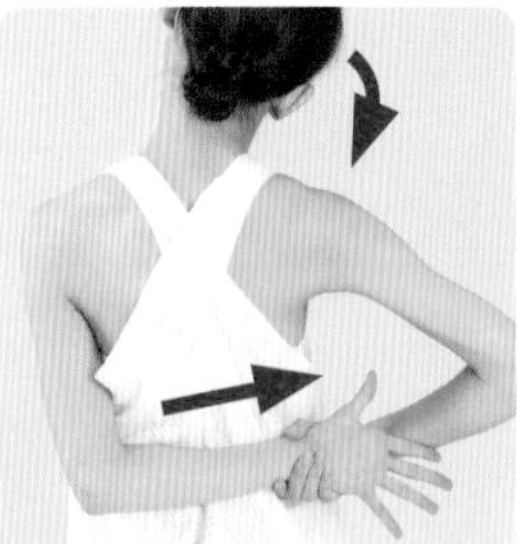

2 肘を外側に張り出し、胸を開くようにして肩甲骨を寄せながら、バンドを胸の高さまで引き上げ、そのまま3秒キープ。胸を張り、軽く背筋を伸ばしたまま手を下ろし、もとに戻します。これを10往復繰り返します。

Point

● バンドを引き上げるときは身体をまっすぐに伸ばします。

膝痛、腰痛、脊柱管狭窄症の予防・改善

バックランジ

鍛える部位
大臀筋・ハムストリングス・大腿四頭筋

腰を上下させることでバランス感覚を身につけながら、お尻や太ももの筋肉を鍛えます。

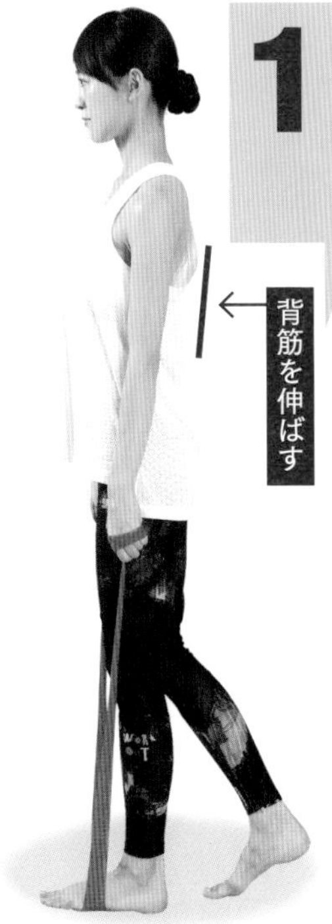

1 足を腰幅に開いて立ち、右足を後ろに引きます。左足でバンドの中央を踏み、両手でバンドを短く持ちます。左足に重心を置き、背中を伸ばします。

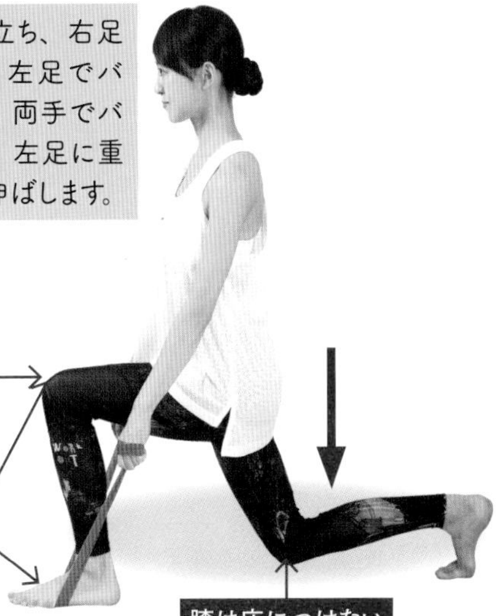

2 右足を大股で一歩ほど後ろに引き、上体が前傾しないように腰を沈めます。背中を軽く伸ばしたまま、前の左足で身体を引きつけるようにして、もとの姿勢に戻ります。**1**と**2**を10往復おこなったら反対の足も同じようにおこないます。

ストレッチ

仰向けに寝て、両膝を立て、片方の足を膝に反対側の足のくるぶしをかけて足を組みます。腰のアーチを残したまま下の足のももを両手で胸に引き寄せ、30秒キープし戻します。反対の足も同じようにおこないます。

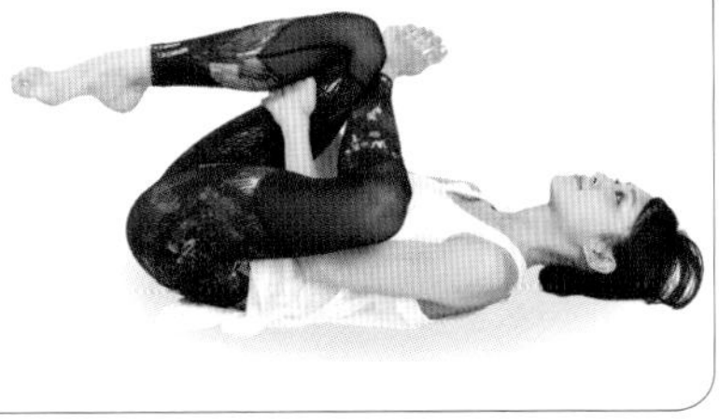

Point

● 膝を沈めたときに膝が中に入ったり、内側に向かないように注意します。

股関節痛
を予防・改善

アブダクション

鍛える筋肉

中臀筋

バンドの負荷を使って中臀筋に働きかけ、筋力がない人でも効果的に鍛えることができます。

1 イスの背に手をかけ、イスから遠いほうの足首にバンドをかけて2回ほどねじり、もう一方の足でバンドの端を踏みます。

2 バンドをかけた方の足を、膝は正面に向けたままで真横に引き上げ、3秒ほどキープし、足が床につく手前まで戻します。この運動を10往復おこなったら、反対の足も同じようにおこないます。

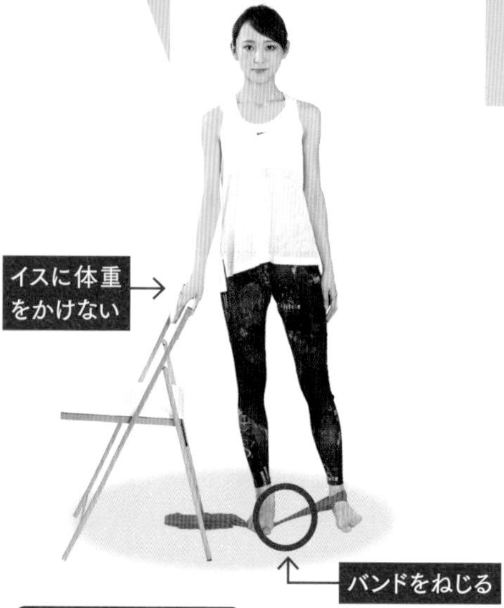

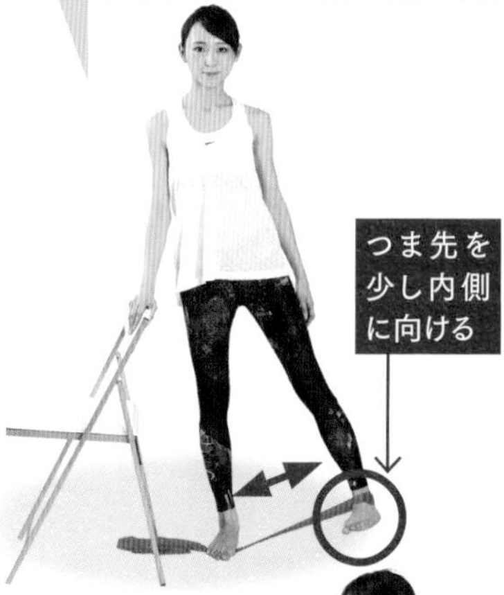

ストレッチ

片足を伸ばし、もう片足は膝を曲げて座り、曲げた足を伸ばした足に交差させます。曲げた足を両手で胸に引き寄せ、背筋を伸ばしたまま、上体を膝を曲げている足の方へねじり、30秒キープし戻します。反対の足も同じようにおこないます。

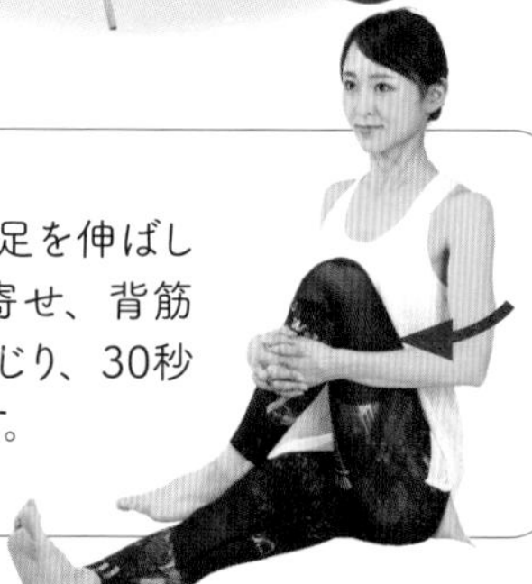

Point

- イスの背にかけた手は、バランスを崩さないための補助として、体重をかけないように注意します。

足のしびれを予防・改善　タオルギャザー

鍛える筋肉：足底筋群

動画で解説!

足指でタオルを引き寄せることで、直接足裏や足指の筋群に働きかけて神経をゆるめます。

1 床にタオルを縦に敷き、半歩離れたところに立って片足をタオルに乗せます。背筋を伸ばしてタオルに乗せたつま先を上げます。

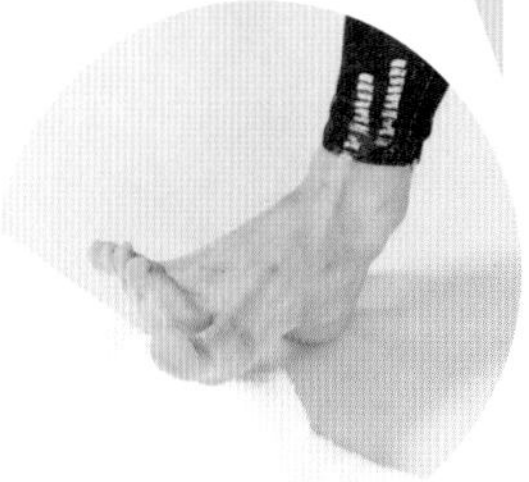

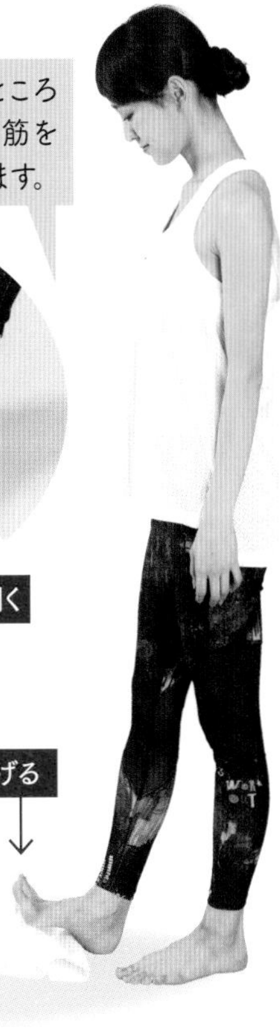

2 足指を大きく開いて指でタオルを挟み、踵を支えにしてできるだけ引き寄せて持ち上げます。3秒ほどキープしてタオルを放し、足をゆっくり下ろします。タオルの端までいったら、反対の足も同じようにおこないます。

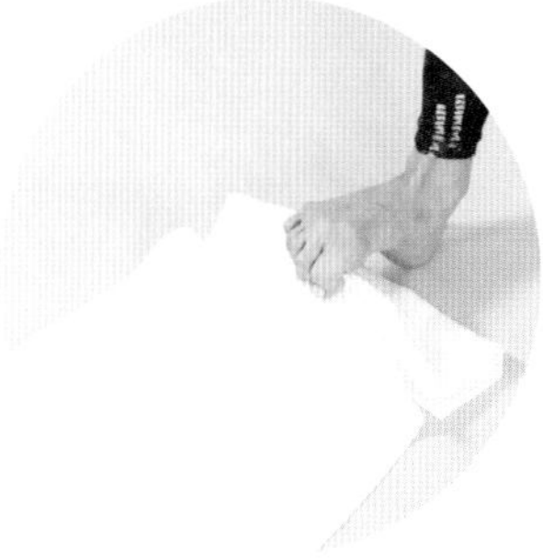

ストレッチ

踵を床につけ、つま先を上げます。①つま先を片手で上から覆うようにして持ち、足の指先を折り曲げます。②次につま先に引っかけるように持ち、足の指先から反らせます。

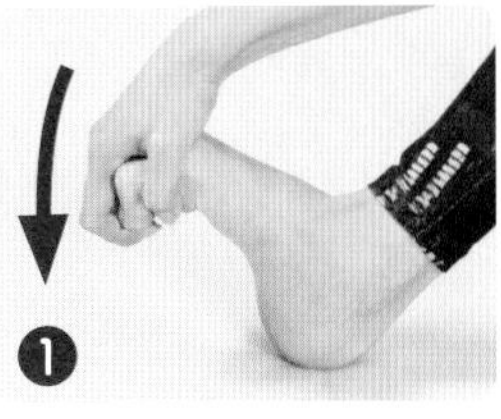

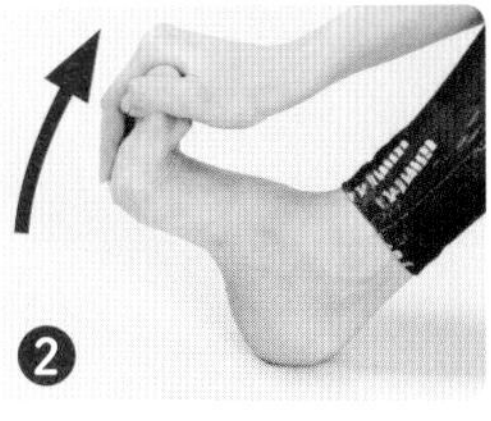

内臓不調
を予防・改善

外旋ローイング上下

鍛える部位
菱形筋・三角筋後部・棘下筋・小円筋

バンドの負荷を使いながら、腕を櫓をこぐように動かすローイングで背中の筋肉を鍛え、内臓への神経の伝導異常を改善します。

1 両膝を軽く曲げて腰を立て、背筋を伸ばして床に座ります。バンドの中央を両足の裏にかけ、両手でバンドを持ちます。

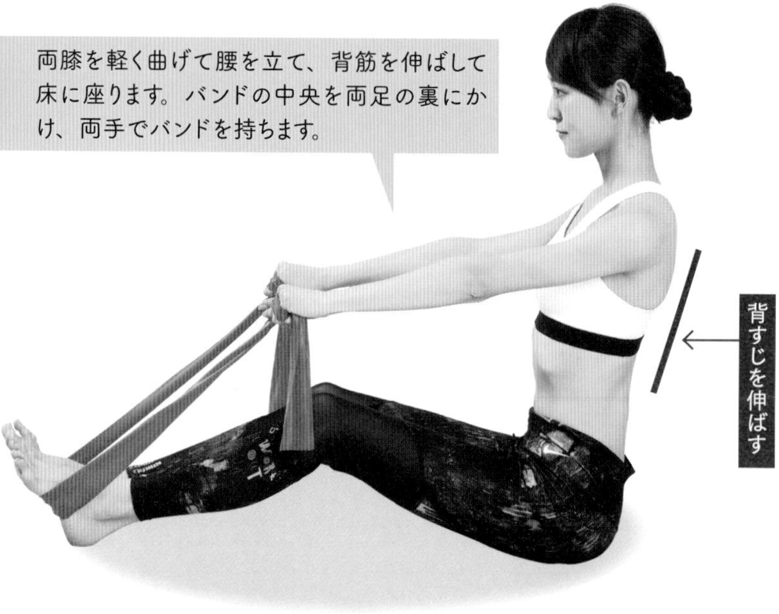

2 両足を開きながら、肘が肩の高さにくるように肘を曲げ、胸を開いて肩甲骨を寄せます。

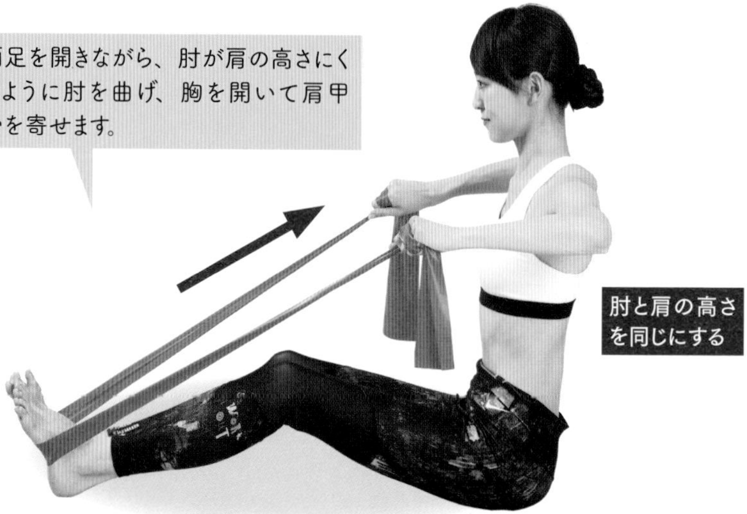

3 肩関節を外に回しながら、肘を支点にして手の甲を後ろに向けて引き上げ、3秒ほどキープ。背中をまっすぐに伸ばして胸を張り、前腕が床と平行になるまで戻し、全体を戻します。**2**と**3**を10往復おこないます。

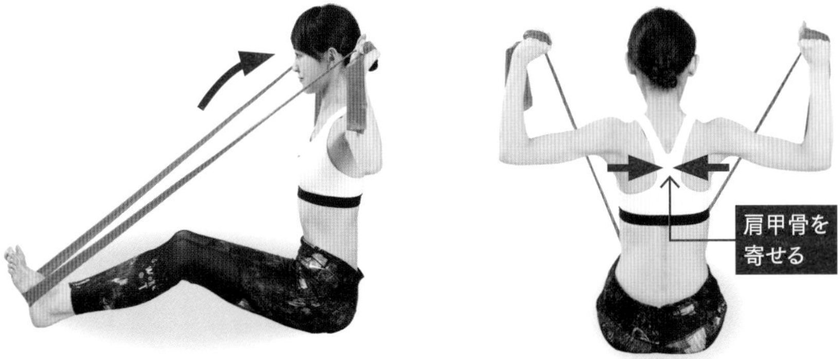

Point

● 背筋は伸ばしたままで、反動でバンドを引き上げないように注意します。

ストレッチ

両手を胸の前で組み、その両手を身体の前方に突き出しながら背中を丸めます。肘は軽く曲げたまま横へ張り、肩甲骨を引き離します。

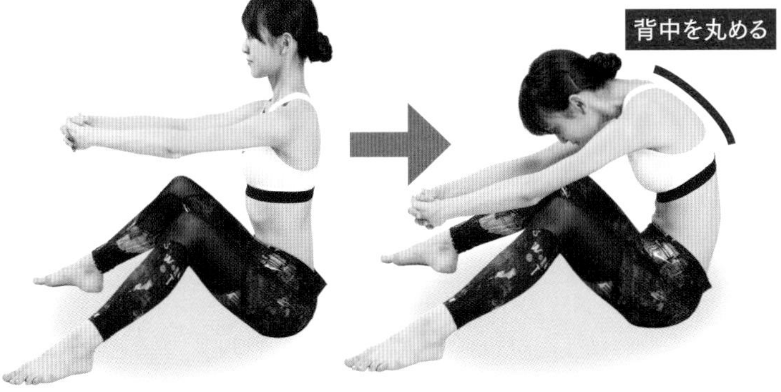

体脂肪を増やさないための「食事トレーニング」

健康な身体を保ち強い骨と筋肉をつくるには、毎日の食事にも気を配ることが大切です。正しい姿勢を保つためにも体重の増えすぎには気をつけなければなりませんし、何より栄養のバランスが重要です。摂取カロリーを抑えるためにはさまざまな方法や考え方がありますが、背骨コンディショニング協会ですすめているのは、女子栄養大学が提唱する「**4群点数法**」による食事です。

4群点数法は、食べものを栄養素の特徴別に大きく4つのグループに分け、それぞれのグループから「1日に何を、どれくらい食べたらよいか」の目安を1点＝80kcalとして、1日にとる食事を点数でカウントします。第１群は日本人に不足しがちな栄養を補い、栄養バランスを完全にする食品群、第２群は筋肉や血液などをつくる良質のたんぱく質を含む食品群、第３群はビタミンやミネラル、食物繊維など、身体の調子を良くする食品群、第４群は体温を維持して身体を動かすエネルギー源となる食品群です。１日に必要な量は年齢や性別、職業、運動量などによって異なりますが、「１日20点（＝1600kcal）」が基本です。

これは、一般的な成人女性を想定したエネルギー量ですが、男女とも、第1群から第３群は最低３点ずつ必ず摂るようにし、第４群は活動量に合わせて点数をコントロールします。毎日の食事をすべて4群点数法でコントロールすることは難しくても、食べ過ぎた日の翌日は4群の点数を控えめにしたり、乳製品が足りないと思ったときは多めにとるよう心がけていると、体重は徐々に適正体重に落ち着きます。４群点数法を意識することによって食事のバランスがよくなり、食べ過ぎ防止にもなるので、ぜひ生活にとりいれてほしいと思います。

食品群の分類と点数〈1日20点の目安量〉

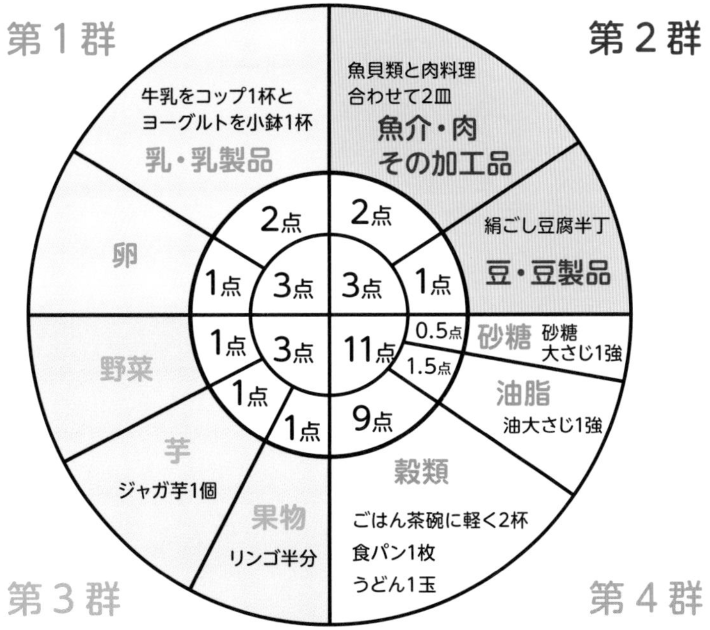

４群点数法では、以下の項目を食事ごとにおこないます。

①食べるもの（口に入れるもの）の重さを量り、記録する。

②記録した食品を80kcalを1点として、各群に点数で振り分ける。

③第1群～第3群までの各3点、合計9点は必ず確保すること。

	第1群	第2群	第3群	第4群	
基本の20点	3点	3点	3点	11点	○
間違った20点	2点	2点	2点	14点	×

④１日20点（1600kcl）を基本とする。

⑤「4群点数法」では、基本は20点ですが、年齢・性別によってエネルギー消費量が異なるため、第4群で摂取カロリーを調整します。

おもな食品の1点（80kcal）あたりの重量

下記の表を参考にして、1日の食事メニューを考え、量を調整してください。1日20点（1600kcl）が基本ですが、1群から3群で必ず、9点は摂ってください。

群別	食品名	1点重量（目安量）
第1群	普通牛乳	120g（3/5カップ）
	ヨーグルト（無糖）	130g（2/3カップ）
	プロセスチーズ	24g（厚さ8㎜1枚）
	鶏卵	55g（Lサイズ1個）
第2群	クロマグロ（本マグロ）赤身	65g（刺身6～7切れ）
	スルメイカ	95g（中1杯）
	マアジ	65g（中1尾）
	サケ	60g（1切れ）
	豚モモ肉	45g
	鶏ササミ	75g（2本）
	牛モモ肉	40g
	木綿豆腐	110g（2/5丁）
	納豆	40g（1パック）
第3群	ホウレンソウ	185g（1袋）
	ニンジン	275g（中1本）
	キュウリ	108g（1本）
	ダイコン	607g（1/2本）
	キャベツ	1011g（1玉）
	トマト	163g（1個）
	ジャガイモ	122g（1個）
	温州ミカン	213g（2個）
	リンゴ	130g（1/2個）
第4群	ごはん	50g（茶碗小半分）
	食パン	30g（6枚切り1/2枚）
	ゆでうどん	75g（1/3玉）
	スパゲティー（乾）	21g（1/5人前）

著者紹介

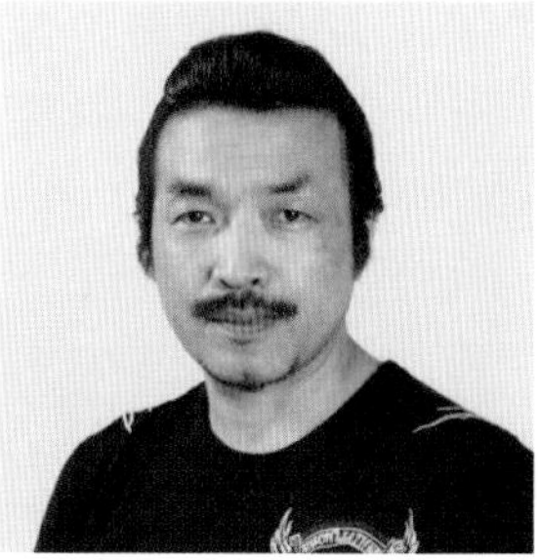

日野 秀彦（ひの ひでひこ）

背骨コンディショニング創始者

北海道札幌市生まれ、札幌市在住。日本イエスキリスト教団札幌羊ヶ丘教会 教会員。
日本最大手スポーツクラブの第一期フィットネスディレクターとして、フィットネス、アスリート、不定愁訴改善などのさまざまな運動プログラムを開発、プロデュースし、その後独立。聖書の『いやし』をヒントに、「背骨コンディショニング」を考案。背骨コンディショニングによって、手術しても治らない症状を改善し、2015年度は延べ7500人に直接背骨コンディショニングの背骨矯正、体操指導を行っている。著書に『一生痛みのないカラダをつくる背骨コンディショニング』（日本文芸社）、『背骨コンディショニングで坐骨神経痛は治る！』『首のこりと痛みが消えた！背骨コンディショニング』（いずれも主婦の友社）、『20万人の腰痛を治した！背骨コンディショニング』、『（DVDでよくわかる！）20万人の腰痛を治した！背骨コンディショニング』、『足と腰の痛み 我慢するほど悪くなる』（いずれもアチーブメント出版）、『寝るだけで腰らくらく！仙骨枕つき背骨コンディショニング』『脊柱管狭窄症を自力で治す！背骨コンディショニング』（いずれも宝島社）などがある。　http://sebone-hino.com/

撮影協力

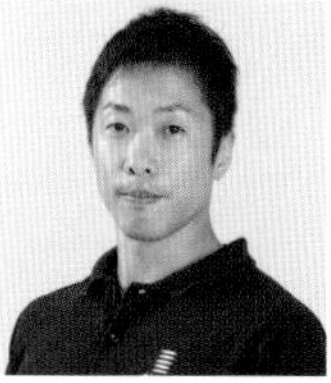

高橋 晃史

（たかはし こうじ）

一般社団法人背骨コンディショニング協会理事・スペシャリスト、東京で活動

背骨を支えるコツブログ
https://sebone-kojiblog.com

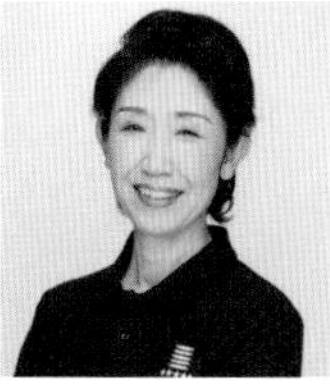

高橋 恵子

（たかはし けいこ）

一般社団法人背骨コンディショニング協会理事・スペシャリスト
埼玉、東京で活動

http://www.sebone-takahashi.com/

モデル

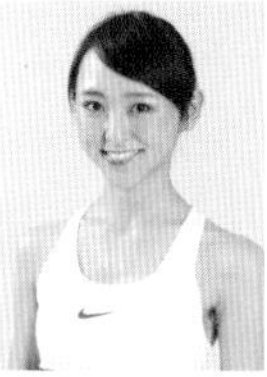

西村 紗也香（にしむら さやか） 栄養コンシェルジュ

2016ミス・ユニバースジャパン第4位。栄養セミナーや栄養コンサルティングを行っている。著書に『ミス・ユニバースジャパンファイナリストが教える究極のやせる食事術』（産業編集センター）がある。近くYouTubeチャンネル「さやかの美活LIFE」開設予定。
Instagram　@_sayakanishimura_　　Twitter　@_sayakadiet_

スタッフ

カバーデザイン：大屋有紀子　　本文デザイン：大屋有紀子
CG制作：佐藤眞一（3D人体動画制作センター）　　撮影：天野憲仁（日本文芸社）
映像撮影・編集：山口大祐（ジェイユー）、遠藤大介　　イラスト:青木宣人
取材協力：石森康子　　編集協力：石田昭二（日本メディア・コーポレーション株式会社）

背骨コンディショニング協会では、わかりやすい体操動画や身体のつくりのコツ、お得な情報をLINE公式アカウントからお届けしています！
下記アドレスまたはQRコードからアクセスしてください。
背骨コンディショニング協会
https://www.sebone-c.org/onlineproglam/

自宅《じたく》で簡単《かんたん》にできる！
ゆがみを整《ととの》える 背骨《せぼね》コンディショニング

2021年5月10日　第1刷発行

著　者　日《ひ》野《の》秀彦《ひでひこ》
発行者　吉田芳史
DTP　株式会社公栄社
印刷所　図書印刷株式会社
製本所　図書印刷株式会社
発行所　株式会社日本文芸社
〒135-0001 東京都江東区毛利2-10-18 OCMビル
TEL.03-5638-1660（代表）
URL https://www.nihonbungeisha.co.jp/

Printed in Japan 112210426-112210426 Ⓝ 01 (240087)
ISBN978-4-537-21894-7

＊本書は『一生痛みのないカラダをつくる背骨コンディショニング』（2018年12月刊行）を再編集、加筆、動画を加えたものです。